Siggi Pfleiderer

PRAXISHILFEN FÜR DEN KINDERGARTEN

Renate Lüber
unter Mitarbeit
von Hildegard Enderle
und Barbara Schmid

Stichwort »Planung«

6

Bei diesem Heft und bei künftigen Neuauflagen bisheriger Hefte ändern wir die Form der Beilage der 3 Planungsposter.
Um zu vermeiden, daß die Planungsposter beim Transport herausfallen, wurden die Hefte mit einer Folie eingeschweißt. Als Beitrag zum Umweltschutz verzichten wir künftig auf das Einschweißen. Damit die Poster aus den Heften bis zum Gebrauch auch jetzt nicht herausfallen, werden sie in der Heftmitte geklammert. Bitte lösen Sie die mittlere Klammer vorsichtig und nehmen Sie die Poster heraus.

Herder Freiburg · Basel · Wien

Anmerkungen
Eigene Ideen
Notizen

Der Herbstwind läßt die Drachen steigen

Gespräche

Über den Wind.

- Wind ist bewegte Luft. Je nach Stärke der Luftbewegung spricht man von einer Brise, einem Sturm, einem Orkan . . .

- Wir können Wind selbst erzeugen:

– Durch blasen – pusten.
– Mit einem Fächer.
– Mit einem Buch.
– Mit einem Fön,
– einem Ventilator,
– einem Heizlüfter . . .

- Den Wind selbst können wir nicht sehen. Wir können jedoch sehen, was er bewegt, und dies auch hören.
  So z. B., wie er Fenster und Türen zuschlägt.
  Wie er die Äste der Bäume bewegt, und die Blätter rauschen.
  Wie er um die Hausecke pfeift.
  Wie er den Drachen fliegen läßt.
  Wie er die Wäsche auf der Leine flattern läßt, oder eine Fahne.
  Wie er ein Segelboot, einen Surfer und ein Windrad antreibt.
  Wie er Hüte von den Köpfen bläst und Regenschirme „umdreht". Wie er das Obst und die Blätter von den Bäumen schüttelt – weht.

- Wir brauchen den Wind.
  Er reinigt die Luft.
  Er trägt die Pollen vieler Pflanzen mit sich und ist deshalb für ihre Befruchtung unentbehrlich.
  Ebenso verbreitet er die Samen vieler Pflanzen (z. B. Löwenzahn). Er bringt das Meer in Bewegung, bildet die Wellen, sorgt dabei für die notwendige Sauerstoffanreicherung im Wasser und der damit verbundenen Selbstreinigung.

- Er ist Energieträger.
  Die im Wind enthaltene Energie zählt zu den regenerativen Energieträgern. Seit jeher nutzt man die Windenergie für mechanische Antriebsarbeiten in Windmühlen und Windrädern.
  In den letzten Jahren versucht man Wind direkt zur Erzeugung elektrischen Stroms zu nutzen. Windkraftwerke befinden sich derzeit in Erprobung.

- Der Wind kann uns jedoch auch Schaden zufügen.
  Bei starken Stürmen – Orkanen. Er kann Bäume umreißen, Häuser abdecken oder zum Einstürzen bringen. Bei einer Sturmflut kann er Schiffe in Gefahr bringen, Land überfluten.

Anmerkungen
Eigene Ideen
Notizen

Experimente

Wir haben Luft in unserer Lunge

Wir blasen die Luft aus unserer Lunge mit einem langen Atemstoß in einen Luftballon.
Da das Lungenvolumen der Kinder unterschiedlich groß ist, werden auch die Luftballons unterschiedlich groß werden.
Wir können einen Luftballon aufblasen und die Luft wieder herauslassen.
Wir können einen Luftballon aufblasen – loslassen und mit dem dabei entstehenden Rückstoß durch das Zimmer schwirren lassen.

Luft läßt sich zusammendrücken – sie ist elastisch

Wir können einen Luftballon so lange aufblasen, bis sich die Luft in ihm nicht weiter zusammendrücken läßt und er platzt.
Wir heben eine Luftpumpe mit dem Daumen zu – pumpen – nehmen den Daumen plötzlich weg.
Wir setzen uns auf einen aufgeblasenen Luftballon.
Wir hüpfen mit einem Hüpfball.
Ein Ball, der mit Luft gefüllt ist, kann hüpfen und springen.
Ein platter Ball hüpft nicht.
Auch in Fahrrad- und Autoreifen ist Luft.
Genauso wie ein platter Ball nicht hüpfen kann, kann man auch nicht gut mit einem platten Fahrrad- oder Autoreifen fahren.

Warme Luft steigt empor

Wir halten eine Feder über die Heizung oder befestigen Papierstreifen über dem Heizkörper.

Bewegte Luft trocknet

Wir trocknen eine nasse Tafel mit einem Blasebalg oder einem Fächer.
Wir hängen gewaschene Puppenkleider zum Trocknen im Freien auf.

Windsack

Wir hängen im Freien einen Windsack auf, an dem wir sehen können, ob, wie stark und aus welcher Richtung der Wind bläst.

Wetterhahn

Aus Lackpapier oder Kupferfolie stellen wir einen Wetterhahn her und befestigen ihn in Kinderhöhe in einem standfesten Sonnenschirmständer.

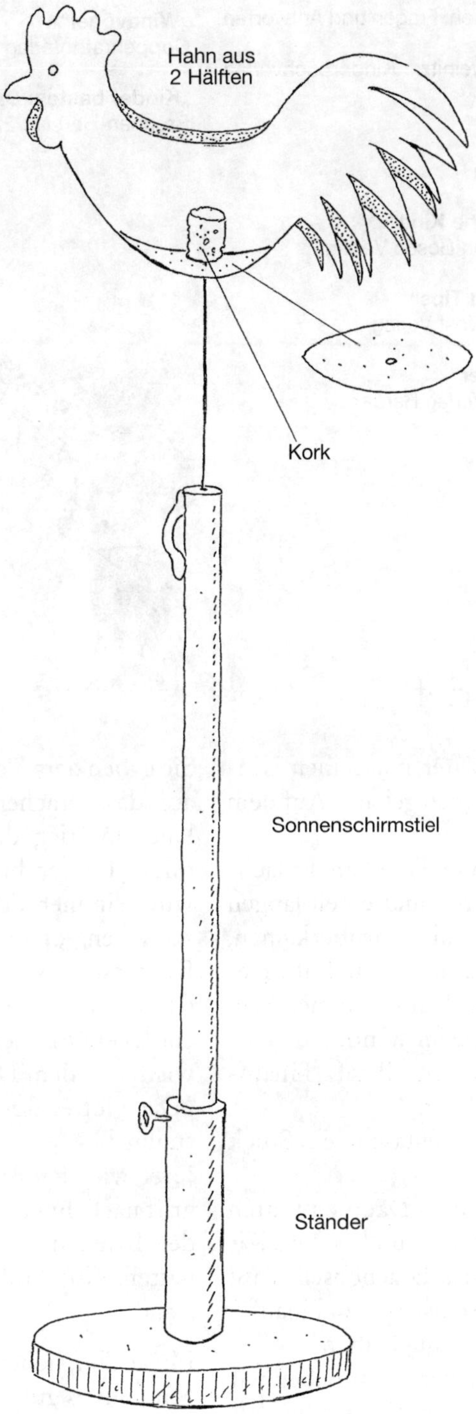

Bilderbücher

Aus der Reihe: „Mit Quiesel durch das Jahr". Texte für das Erstlesealter:
„Quiesel und der Drachen"
von Marbeth Reif/Karin Scheier. Verlag Diesterweg/Sauerländer

„Helico und das Vögelein"
von André Dahan. Bertelsmann Verlag

„Wenn es regnet, lacht mein Schirm"
von Veronika Zacharias. Ravensburger

„Nur ein kleines Samenkorn"
von Eric Carle. dtv junior

„Papiervogel, flieg!"
von Heike Ellermann. Verlag Herder

Anmerkungen
Eigene Ideen
Notizen

Sachbücher

Mehr wissen, mehr verstehen. Fragen und Antworten
„Wetter“
von Dagmar von Schweinitz. Kinderbuchverlag Luzern

„Luft“
von Maria Rins. ars edition

„Der Wind, das himmlische Kind“
von Wolfgang Löscher. Don Bosco Verlag

„Experimente, Tricks und Tips“
von Brenda Walpole. Südwest Verlag

„Wolken, Wind und Wetter“
Reihe WISSEN WARUM. Verlag Herder

Bastelbücher

„Windvögel“
Coppenrath Verlag

„Kinder basteln Drachen“
Brunnen-Heft Nr. 228, Christophorus-Verlag

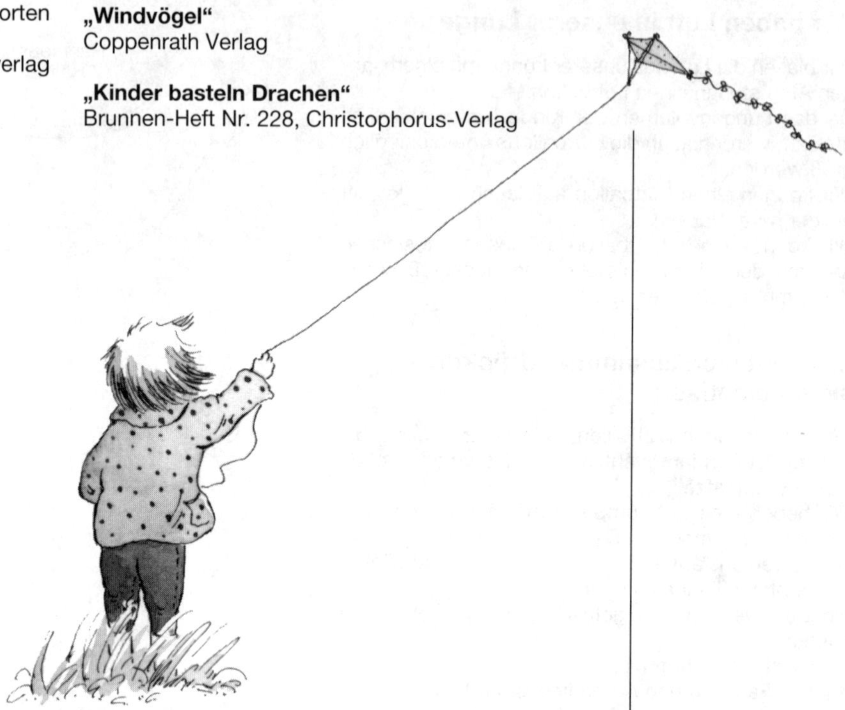

Geschichten

Der Drachenbrief

Im Herbst hatte der Vater mit seinen Kindern einen großen Drachen gebaut. Auf dem Feld ließen sie ihn steigen.
Es war ein wunderschöner Drachen. Er lachte lustig und hatte Ohren und einen langen Schwanz. Die Leute, die vorüberkamen, blieben stehen und schauten in die Luft. Der Drachen stand ganz hoch am Himmel. Sein bunter Schwanz flatterte im Wind.
„Wollen wir ihm einen Brief hinaufschicken?“ fragte der Vater.
Mario fand in seiner Hosentasche ein Stück Papier.
Der Vater drückte mit dem Daumen mitten in das Papier ein Loch hinein und sagte: „Wir stecken den Brief auf das Drachenseil. Paßt auf, dann steigt er von selbst zu ihm hinauf!“
Die Kinder wollten es nicht glauben.
Doch der Vater sagte sicher: „Das haben wir früher auch immer so gemacht. Früher, als ich so alt war wie ihr!“
„Dann will ich dem Drachen aber auch einen Gruß schreiben!“ rief Tini und suchte nach einem Kugelschreiber in ihrer Jacke.

Mario mußte sich bücken. Tini legte den Brief auf seinen Rücken und schrieb:

Lieber Drachen!
Wie geht es Dir dort oben?
Herzliche Grüße
Tini und Mario.

Sie gaben dem Vater den Brief. Er steckte ihn auf das Drachenseil. Und wirklich! Ganz langsam stieg der Brief an dem Seil nach oben. Immer höher und höher. Der Brief wurde immer kleiner. Fast war er nicht mehr zu sehen. „Jetzt wird unser Drachen den Brief lesen!“ sagte der Vater und lachte. Aber dann geschah etwas ganz Seltsames. Mario entdeckte es zuerst: Der Brief kam langsam wieder an dem Drachenseil herunter.
„Das gibt es doch nicht!“ rief der Vater erstaunt.
Jetzt war der Brief schon ganz nah. Mario griff nach ihm und riß ihn vom Seil. Ja, es war der Brief, den die Kinder hinaufgeschickt hatten. Aber auf der Rückseite des Papiers stand:

Liebe Tini, lieber Mario!
Mir geht es gut hier oben!
Herzliche Grüße
Euer Drachen.

„Das gibt es doch nicht!“ rief der Vater und kratzte sich am Kopf. Er schaute ganz mißtrauisch zu dem Drachen hinauf.
Doch der stand ganz ruhig hoch am Himmel. Sein bunter Schwanz flatterte im Wind.

Rolf Krenzer

Aus:
Rolf Krenzer,
„Die Herbstzeit im Kindergarten“,
Edition Kemper im Verlag Ernst Kaufmann, Lahr

Anmerkungen
Eigene Ideen
Notizen

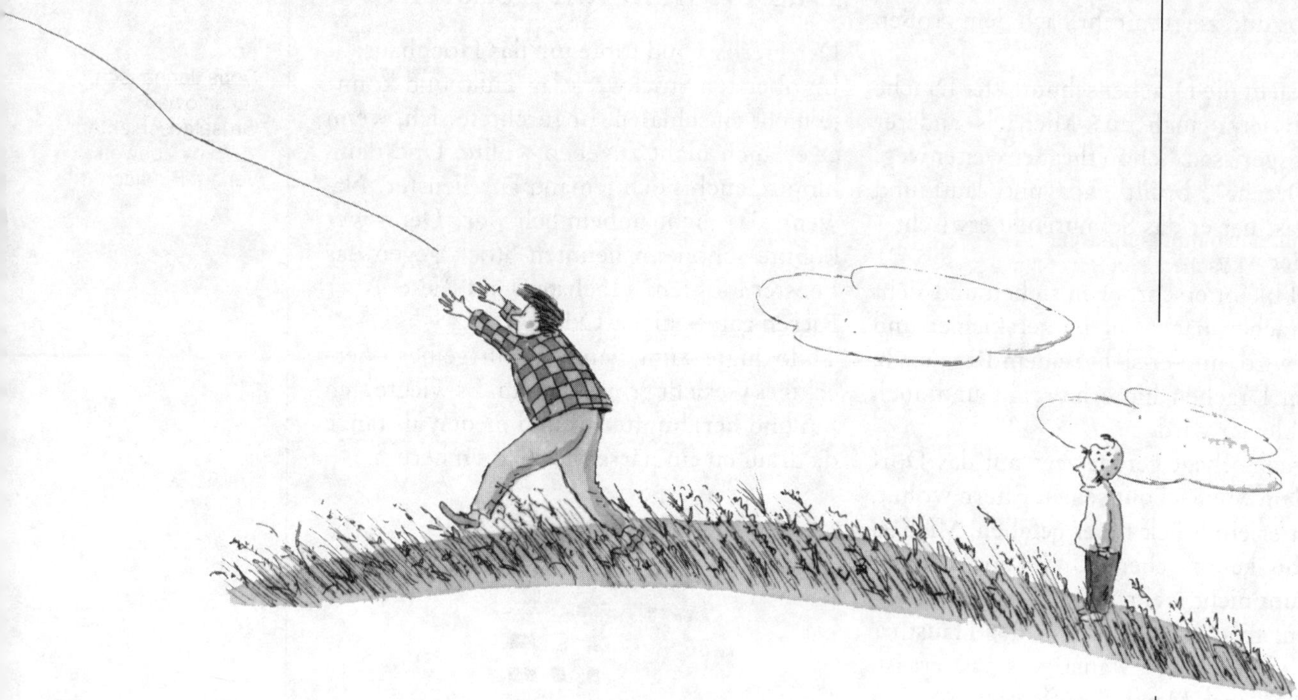

Ein Drachen fliegt weg

Aufpassen tut not

Hat es heute genug Wind?“ Michael hängt sich an Papas Bein und sieht bettelnd zu ihm hinauf.
„Ja, ich glaube, heute hast du Glück“, lachte Papa und streckt seine Nase zur Haustüre hinaus. „Sieh mal – die Bäume werden richtig doll geschüttelt.“ Michael läßt Papas Bein los und hüpft in die Höhe – „Jipii!“ Schon ist er im Schuhkeller und sucht seine Gummistiefel. Seit drei Wochen wartet er auf den Wind, damit er endlich seinen Drachen steigen lassen kann. Immer aber, wenn Wind war, hatte Papa keine Zeit, und wenn Papa nicht zur Arbeit mußte, dann war kein Wind. Heute sind beide da: Wind und Papa! Es kann jetzt endlich losgehen.
So schnell hat Michael seine Gummistiefel noch nie angehabt. Papa zieht den dicken Pullover über und fischt mit der Hand noch nach Michaels Mütze. „Brauch' ich nicht“, sagt Michael. „Doch“, sagt Papa, „Wind ist gut für Drachen, aber schlecht für Kinderohren!“
In der Garage oben auf dem Regal in der großen Tüte steckt Michaels großer roter Drachen.
Papa und Michael gehen hinaus auf die große Wiese. Michael muß den Drachen gut festhalten, und Papa rennt mit der Schnur, so schnell er kann. „Jetzt loslassen“, ruft er von weitem, und Michael läßt den Drachen los. Ein paarmal schwankt der Drachen hin und her – dann steigt er auf. Da, eine Windböe – der Drache stürzt pfeilgrad auf den Boden.
„Nochmal“, sagt Papa. „Wir schaffen es schon!“ Michael hält wieder gut fest, und Papa rennt wieder.
Diesmal klappt es. Der Drachen steigt hinauf – immer höher und höher. Papa hat schnell nach der Schnur gegriffen und läßt den Drachen immer noch weiter hinauf. Unter dem stahlblauen Herbsthimmel leuchtet sein Rot weit in das Land hinein. Michael staunt von unten, wie klein der Drache da oben aussieht – und wie gut man ihn trotzdem sieht.
„Darf ich ihn auch mal halten?“ fragt er den Papa. Der wackelt ein wenig mit dem Kopf hin und her. „Ich weiß nicht . . . na gut, aber du mußt ihn ganz fest halten – er darf nicht los gehen!“ Michael nickt. Er hält das Drachenschnurende fest in seinen beiden Händen und sieht gleichzeitig hinauf zu seinem Drachen. So angestrengt sieht er nach oben, daß ihm schon der Hals weh tut. Da – drüben am Waldrand kommt ein großer Vogel. „Papa, was ist das für ein Vogel da drüben – ein Adler?“ Papa sucht mit den Augen. „Wo – ich seh keinen“, sagt er. „Da – da drüben!“ Michael vergißt, daß er ja die Drachenschnur

Aus:
Christine Merz,
„Was Kinder bewegt“,
Buch Herbst
Verlag Herder

in den Händen hat. Er läßt sie aus der linken Hand los und zeigt mit ihr nach dem großen Vogel.
Srrr – macht die Drachenschnur. Der Drache hat sich jetzt auch aus Michaels anderer Hand losgerissen. Schon fliegt er weiter weg!
„Der Drache“, brüllt Papa und läuft und läuft. Fast hat er das Schnurende erwischt – da wieder weg.
Michael bleibt erschrocken stehen und sieht dem Drachen nach, der immer kleiner und kleiner wird, und er sieht seinem Papa nach, der dem Drachen hinterherrennt und auch immer kleiner wird.
Der Drache fliegt geradewegs auf das Dorf zu, in dem Michael mit seinen Eltern wohnt. Jetzt ist er ein Stück tiefer gefallen. Michael kann ihn kaum sehen. Und Papa sieht er überhaupt nicht mehr.
Langsam trottet er heim. An der Haustüre erzählt er gleich der Mama, was passiert ist. „Auweia“, sagt Mama, „hoffentlich passiert nicht ein Unglück – weißt du, wenn der Drache an die Hochspannungsleitungen kommt oder auf die Straße stürzt – dann kann es schon sein, daß dadurch ein Unfall verursacht wird! Hoffentlich geht das alles gut!“
Sie bleibt bei Michael an der Haustür stehen und hält nach Papa Ausschau.
Es dauert ganz schön lange, und Michael wird immer banger zumute. Immerhin hat er den Drachen wegfliegen lassen!
Da – endlich taucht Papa unten an der Straße auf und – er hält den Ausreißer in der Hand. Michael rennt auf Papa zu – „Ist was passiert?“ Papa brummelt: „Wenn du ein Unglück meinst – das konnte ich verhindern – zum Glück! Aber es ist schon was passiert – ich habe einen Tausendmeterlauf gemacht – und bin völlig fertig! Und das, weil mein Sohn ein Träumer ist, der nicht auf den Drachen aufpassen konnte!“ Geknickt senkt Michael seinen Kopf. Die Mama fährt ihm tröstend über das Haar. „Na, jetzt weiß er ja, wie schnell so ein Drache weg ist“, sagt sie. „Jetzt wird er schon besser aufpassen!“ Michael nickt. „Tut mir ja auch leid, daß du so rennen mußtest!“, sagt er zu Papa.
Der lacht jetzt wieder und meint: „An sich hat mir das Rennen nichts geschadet – komm, wir lassen ihn nochmal hinauf – solange wir Wind haben –, aber diesmal bitte ohne Loslassen!“
Und Michael hat ihn diesmal echt festgehalten – bis er von alleine runterkam!

Christine Merz

Das Gesicht am Fenster

Der Herbstwind tobte um das Hochhaus. Im obersten Stockwerk lag Thilo und konnte nicht einschlafen. Er fürchtete sich, wenn er es auch nicht zugeben wollte. Und dann klopfte auch noch jemand ans Fenster. Na, wenn das nicht unheimlich war! Denn wer konnte schon im neunten Stock gegen das Fenster klopfen? Höchstens ein Riese. Aber Riesen gab es nicht. Oder --?
Thilo lugte zum Fenster. Ein gelbes, viereckiges Gesicht grinste herein. Es wiegte sich hin und her, hüpfte auf und nieder, als tanze da draußen ein närrischer Clown herum.

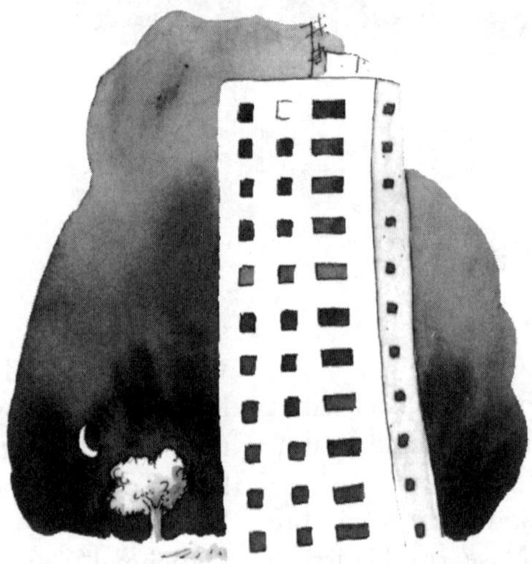

„Hilfe!“ rief Thilo. „Ein Gespenst will zu mir herein.“
Die Eltern stürzten ins Zimmer. Als sie das schreckliche Gesicht entdeckten, erschraken sie ebenfalls. Doch sie faßten sich schnell wieder.
Die Mutter riß das Fenster auf, und der Vater holte das tanzende Gespenst ins Zimmer. Thilo ging vorsichtshalber in Deckung.
„Seht euch das mal an!“ Der Vater lachte.
Zuerst traute sich Thilo nicht, aber dann sah er doch hin: Das gelbe Gesicht war aus Papier. Und es hing an einer langen Schnur: ein Drachen!
„Er hat sich an unserem Fenster verfangen“, sagte die Mutter. „Sicher gehört er Jürgen.“
Jürgen war der Nachbarjunge. Als er seinen Drachen wiederbekam, freute er sich sehr.
„Ich habe gleich gewußt, daß dieses viereckige Gesicht ein Drachen war“, prahlte Thilo. „Ich fürchte mich nämlich nie.“

Doris Jannausch

Anmerkungen
Eigene Ideen
Notizen

Aus:
Doris Jannausch, „Leselöwen Gruselgeschichten“, 1975 by Loewes Verlag, Bindlach

Siebenblatt

Vor der Stadt steht ein Baum, ein großer, alter Buchenbaum. Viele Blätter hängen daran, viele tausend Buchenblätter. Da kommt der Herbstwind angerannt, der singt ein lustiges Lied:

Ich sause, ich brause,
bin in den Wolken zu Hause.
Huibui, ihr Blätter, ich blase euch davon.

Ganz kahl steht nun der Buchenbaum. Alle Blätter sind mit dem Wind davongeweht. Nur oben links, an einem kleinen Ast, da hängen noch sieben Blätter, sieben gelbe Buchenblätter. Hollahe, ruft der Wind, wollt ihr nicht fliegen?

Nein, rufen die Blätter, nein,
wir wollen immer beisammen sein.

Hoho, pfeift der Wind, alle Blätter müssen fliegen, ich reiße euch ab. Ich jage euch davon:

Heidi, übers Feld.
Wie schön ist die Welt.

Aber der Wind treibt sie zusammen fort. Er pustet sie nicht auseinander. Sieben Blättchen fliegen, eines hinter dem anderen.
Draußen auf dem Feld sitzt die Maus vor ihrem Loch. Sie sucht Futter für ihre Kinder.
Lieber Wind, was bringst du mir mit?
Sieben gelbe Buchenblätter, die bringe ich mit.
Da freut sich die Maus. Sie hebt ihr Pfötchen und piept:

Hab sieben Kindlein,
brauch sieben Windlein.
Habe sieben Bettchen,
bleibt hier, liebe Blättchen.

Fragt der Wind: Wollt ihr bei der Feldmaus bleiben und ihre Kinder zudecken?

Nein, rufen die Blätter, nein.
Wir wollen nicht Mäusekinder-Zudecken sein.

Und weiter geht es, heidi übers Feld, wie schön ist die Welt. Vor seiner Wohnung sitzt der Hamster. Er schnuppert in den Wind. Da kommen Siebenblättchen gerannt. Er denkt: Die sind aber hübsch! Und er verbeugt sich vor ihnen:

Siebenblätter, ihr Lausebübchen,
seid mir Tapete fürs Hamsterstübchen,

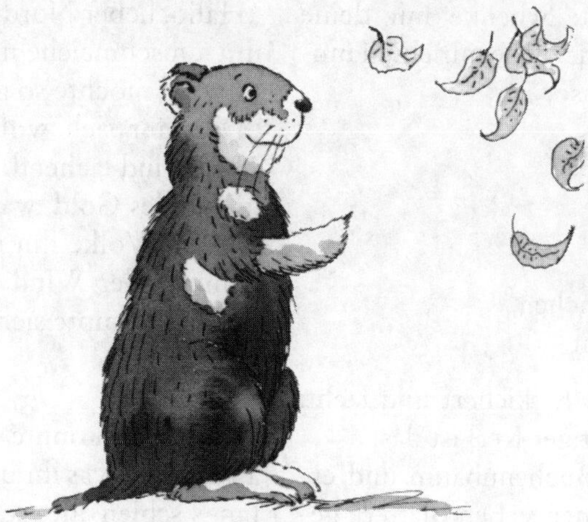

Fragt der Wind: Wollt ihr beim Hamster bleiben und seine Stube tapezieren?

Nein, rufen die Blätter, nein.
Wir wollen nicht Hamsterstuben-Tapete sein.

Und weiter geht es, heidi, übers Feld, wie schön ist die Welt. Nun fliegen sie den Nußberg hinauf. Auf dem Eichbaum sitzt das Eichhörnchen und knackt Nüsse. Wie Siebenblättchen geflogen kommen, bittet es schön:

Siebenblättchen, bleibt ein bißchen,
wickelt mir ein die Haselnüsschen.

Fragt der Wind: Wollt ihr beim Eichhörnchen bleiben und Nüsse einwickeln?

Nein, rufen die Blätter, nein.
Wir wollen nicht Haselnuß-Einwickelpapier sein.

So fliegen sie weiter in den Wald hinein. Der Wald ist dunkel, der Wald ist dicht. Vor seiner Höhle sitzt ein Fuchs. Er hebt den dicken Schwanz und bettelt:

Siebenblättchen bleibt hier sitzen.
Stopft mir zu die Fensterritzen.

Fragt der Wind: Wollt ihr beim Fuchs bleiben und die Höhle wärmen?

Nein, rufen die Blätter, nein.
Wir wollen nicht Fensterritzen-Verstopfer sein.

Da ruft der Wind: Das ist mir zu dumm, ich kehr wieder um. Und er jagt die Blätter in die Stadt hinein, die lange, lange Straße entlang. Da kommt ein Mädchen gelaufen. Es hebt Siebenblättchen auf und legt sie in sein Lesebuch. He du, ruft der Wind, was fängst du mit meinen Blättern an? Gib sie wieder!

Anmerkungen
Eigene Ideen
Notizen

Entnommen aus:
„Gengenbacher Festbuch“, Fachschule für Sozialpädagogik, Gengenbach

Anmerkungen
Eigene Ideen
Notizen

Aber das Kind bittet: Schenke mir deine Blätter, Sausewind. Ich mache mir ein Männchen daraus. Das geht so:

Ein Blatt für den Kopf,
Zwei für den Bauch
Zwei für die Arme,
für Beine auch.
Nun hab ich ein Männchen,
das strampelt und lacht.

Da prustet der Wind. Er kichert und lacht: Hoho, was für ein lustiger Kerl ist das!
Ich sause zum alten Buchennbaum und erzähle ihm, was aus seinen sieben Blättern geworden ist.
Und du und du und du . . . und ich, wir legen uns auch ein Blättermännchen gerade so eines wie dieses! *Hanna Hanisch*

Wind und Wolke

Weit draußen über dem Meer trieb einmal eine wunderschöne, weiße Wolke. -- Sie schwebte leicht am Himmel entlang, und es ging ihr gut.
Eines nur bekümmerte sie sehr, sie wollte so gerne einmal das Land sehen. -- Deshalb rief sie eines Tages nach dem Nordwind, um ihn zu bitten, sie dorthin zu blasen.
Der Nordwind ließ nicht lange auf sich warten und stürmte auf seine Art brausend heran.
Er entfachte unterwegs einige Wirbel, brachte einige Schiffe beinahe zum Kentern und kam etwas nach Atem ringend bei der Wolke an.
„Hallo, lieber Nordwind", sprach die Wolke ihn umschmeichelnd schnell an: „Bitte hilf mir, ich möchte so gerne das Land sehen!"
„Das läßt sich wohl machen", pustete der Nordwind lachend. „Aber denk daran, es ist nicht alles Gold, was glänzt."
Als die Wolke ihn jedoch weiter anbettelte, stimmte der Wind gutmütig zu. Er atmete tief ein, pumpte sich auf . . . und blies sie davon.

Die Wolke konnte sich gar nicht satt sehen an all dem, was ihr unterwegs begegnete. Anfangs schien alles sehr schön zu sein. Da gab es bunte Felder, grüne Wälder, hin und wieder auch kleine Seen.
Doch es verging nur eine kurze Zeit, bis die Wolke begriff, daß es da unten nicht mit rechten Dingen zugehen konnte.
Bei näherem Zusehen entdeckte sie es. Dort unten herrschte die Technik. Auf und ab und hin und her, her und hin und auf und ab -- tönte ihr monotones Lied. Immer der gleiche Trott, immer das hin und her, gleicher Tritt und gleicher Schritt, alles im Takt, monoton, Tritt und Trott, Trott und Schrott, Technik hieß der eine Gott.
Aber weitaus schlimmer war die Gier. Sie war hinter allem her und lauerte darauf, nur ja ihren Anteil zu ergattern.
Sie stopfte in sich hinein, was es nur zu verschlingen gab, schmatzte und schluckte, schluckte und schmatzte, spuckte das Unverdauliche aus und warf es weg. Und sie begann immer wieder von neuem.
Der Wolke war inzwischen angst und bange geworden. In ihrer Not rief sie laut nach dem Wind. Während die Technik und die Gier sie bedrängten, all den Gestank und den Abfall

Aus:
„Bei uns spielt die Musik"/
Eckhart Bücken,
Burckhardthaus-Laetare Verlag,
Offenbach/M.

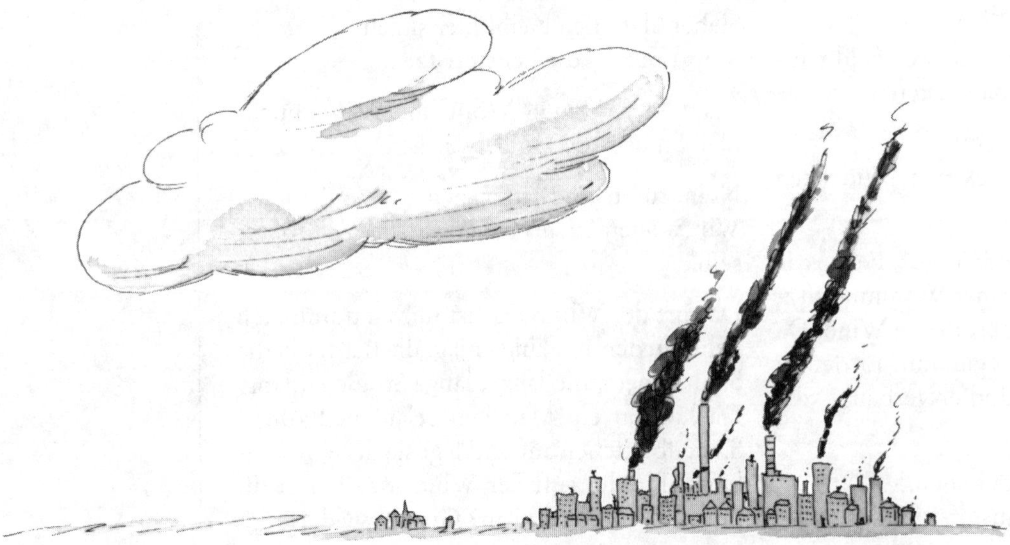

zu ihr hoch schleuderten, schrie die Wolke immer wieder nach dem Wind.
Heulend und jaulend stürmte der Nordwind heran und fragte unwillig: „Was ist denn nun schon wieder?“
„Die da unten“, jammerte die Wolke, „die da unten schmeißen ihren ganzen Dreck zu mir hoch. Was soll ich tun, du mußt mir helfen!“
Der Wind sah sich alles an. Dann meinte er zur Wolke: „Ich hatte dich gewarnt.“ --
„Aber es muß doch etwas geschehen“, rief die Wolke verzweifelt.“
Der Wind dachte nach. Er sah sich das Unheil immer wieder an und wurde von Ekel und Grauen geschüttelt. Langsam stieg die Wut in ihm hoch, bis er voller Zorn aufschrie: „Wir müssen uns wehren“.
„Ja“, stimmte die Wolke ihm zu, „uns wehren, das ist es. Ich werfe ihnen all den Dreck zurück.“
Der Wind fegte los, und die Wolke warf mit allen Kräften hinunter, was sich bei ihr angesammelt hatte.

Erschöpft seufzte der Wind nach einer Weile: „Das war's wohl erstmal“. Und die Wolke sagte traurig: „Ich will wieder zurück. Aber ich verstehe es nicht. Eigentlich gehören sie doch zu uns.“
„Du hast recht“, sagte der Wind, „aber das müssen sie erst noch begreifen.“

Eckhart Bücken

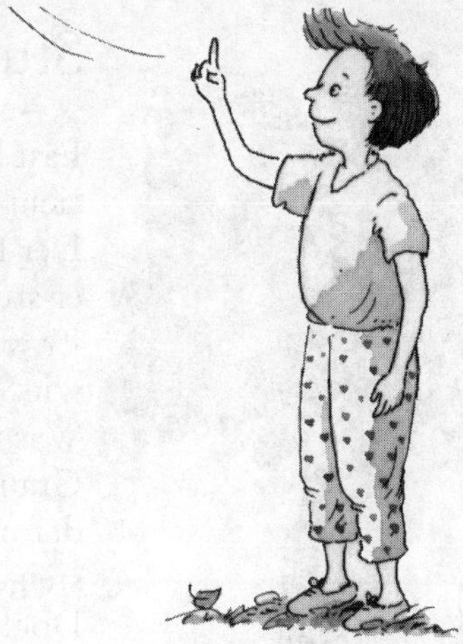

Der Wetterhahn

Wie hat sich sonst so schön der Hahn
auf unserm Turm gedreht
und damit jedem kundgetan,
woher der Wind geweht.

Doch seit dem letzten Sturme hat
er keinen rechten Lauf;
er hängt so schief, er ist so matt,
und keiner schaut mehr drauf.

Jetzt leckt man an dem Finger halt
und hält ihn hoch geschwind.
Die Seite, wo der Finger kalt,
von daher weht der Wind.

Wilhelm Busch

Reime

Wind, Wind blase

Wind, Wind blase,
streich mir um die Nase,
fahr mir durchs Gesicht,
sowas stört mich nicht.

Wind, Wind wehe,
auch wenn ich hier stehe,
weh mich nur nicht um,
das wär mir zu dumm.

Wind, Wind stürme,
pfeif ums Haus, um Türme,
aber komm nicht rein,
laß das lieber sein.

Renate Lüber

Hab Dank, du lieber Wind!

Ich bin in den Garten gegangen
und mag nicht wieder hinaus.
Die goldigen Äpfel prangen
mit ihren roten Wangen
und laden ein zum Schmaus.

Wie ist es anzufangen?
Sie sind mir zu hoch und fern.
Ich sehe sie hangen und prangen
und kann sie nicht erlangen
und hätte doch einen gern!!

Da kommt der Wind aus dem Westen
und schüttelt den Baum geschwind
und weht herab von den Ästen
den allerschönsten und besten --.
Hab Dank, du lieber Wind!

Heinrich Hoffmann von Fallersleben

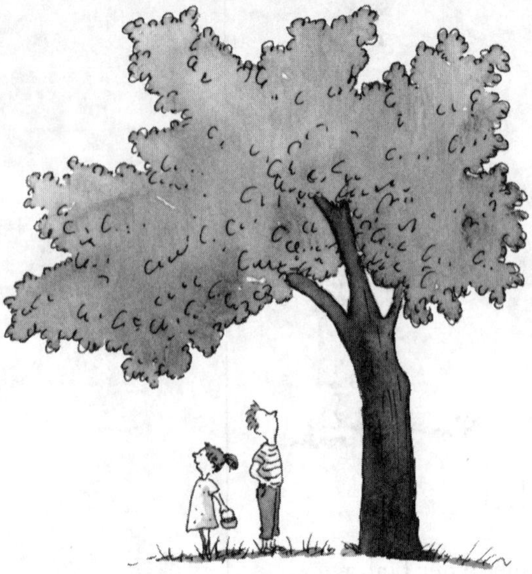

Sturm

Fast bei den Wolken, hoch da droben,
sieht man unsere Drachen fliegen.
Der Herbstwind will mit ihnen toben,
er stürmt, daß sich die Bäume biegen!
Er wirbelt gelbe, rote Blätter
wie Schmetterlinge durch die Luft.
Was für ein wunderschönes Wetter!
Grauer Nebel und der Duft
der nahen kalten Winterszeit
steigen aus dem feuchten Gras.
Doch uns macht dieses Wetter Spaß!

Pflaumenregen

Es steht ein Baum im Garten
von Pflaumen voll und schwer.
Die Kinder drunten warten
und lauschen ringsumher:
Ob nicht der Wind ihn rüttelt
und all' die Pflaumen schüttelt,
daß alle purzeln kreuz und quer.

Da horcht, wie's rauscht und rappelt!
Im Wald wacht auf der Wind.
Schon zischelt er und zappelt
und trappelt her geschwind,
und wiegt und biegt die Äste,
daß fast in ihrem Neste
die Finken nimmer sicher sind.

Nun fällt ein Pflaumenregen,
der aber macht nicht naß.
Im Gras herumzufegen,
ist da der größte Spaß.
O Wind, o Wind, o rüttle,
o Wind, o Wind, o schüttle,
wir krapsen ohne Unterlaß.

Friedrich Güll

Blasewind

Blas, blas Blasewind,
schüttle all Bäum' geschwind,
laß die Äpfel runterfallen.
Bitte, tu uns den Gefallen!
Blas, blas, Blasewind,
schüttle alle Bäum geschwind!

Der Wind

Der Wind stammt nicht von nebenan,
der Wind, der kommt von weit.
Drum höre, was er singt und summt
und brummt und jauchzt und schreit.

Drum höre, was er flüsternd spricht
ganz leise mit dem Busch.
Von jemand, den er weinen sah
im fernen Hindukusch.

Der Wind kann viel erzählen, oh,
der Wind, der kennt sich aus.
Noch hinten in Afghanistan,
da weiß er jedes Haus.

Er liebt die Häuser, wie sie stehn,
in jedem lieben Land.
Und über meins und über deins
streift er mit seiner Hand.

Josef Guggenmos

Gedicht „Der Wind“ aus: „Das kunterbunte Kinderbuch“, Verlag Herder

Sausewind

Wind, Wind, Sausewind,
trag den Drachen hoch geschwind!
Will ihn bei den Wolken sehen,
lustig soll er sich dort drehen.
Wind, Wind, Sausewind,
trag den Drachen hoch geschwind!

Renate Lüber

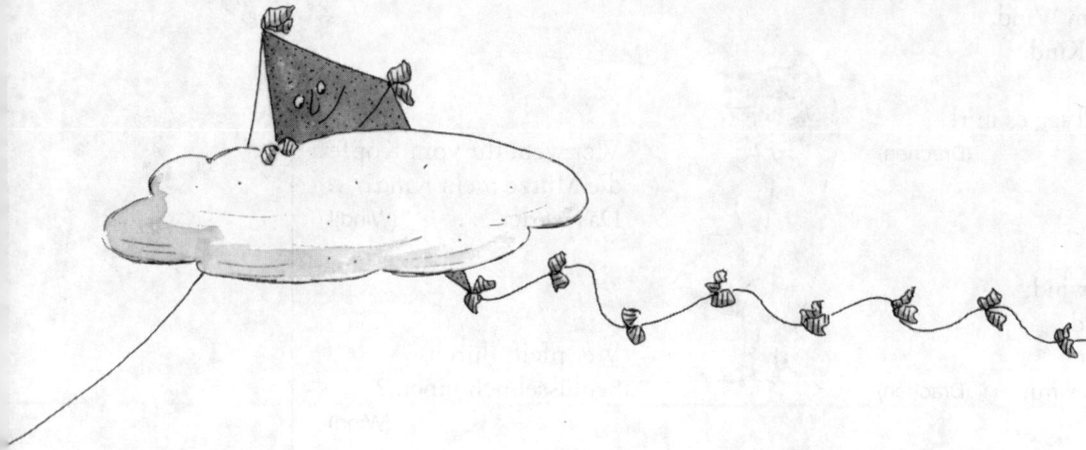

Mein Drachen

Schaut mal meinen Drachen an!
Seht nur, wie er fliegen kann.
Steigt am Himmel hoch empor,
guckt schon bei den Wolken vor,
dreht sich hin und dreht sich her
und sein Schwanz, der wackelt sehr.
Schaut mal meinen Drachen an!
Seht nur wie er fliegen kann.

Renate Lüber

Mein Springball

Seht meinen Ball mal an!
Seht, wie er springen kann!
Ich werf' ihn nieder,
er hebt sich wieder.
Seht, wie er springt,
empor sich schwingt!
Und wenn er nicht mehr springen will
und endlich liegt am Boden still,
dann hol' ich ihn wieder
und werf' ihn wieder.
Seht meinen Ball mal an!
Seht, wie er springen kann!
Hopp, hopp, ho!
Spring auch mal so!

Heinrich Hoffmann von Fallersleben

Fingerspiele

Das ist ein Apfelbaum,
das ist ein Birnenbaum.
Sie hängen voller Früchte,
man sieht die Blätter kaum.
Da kommt der Wind daher,
hui, der säuselt sehr,
hui, es wird immer mehr,
hui, es wird immer bunter
und holter di polter
– plumps,
da fallen sie alle herunter.

Rätsel

Es saust und braust
durch das ganze Land!
Ist allen Leuten wohl bekannt.
Ist nicht zu sehen
und sehr geschwind.
Es ist gewiß der frische . . . (Wind)!

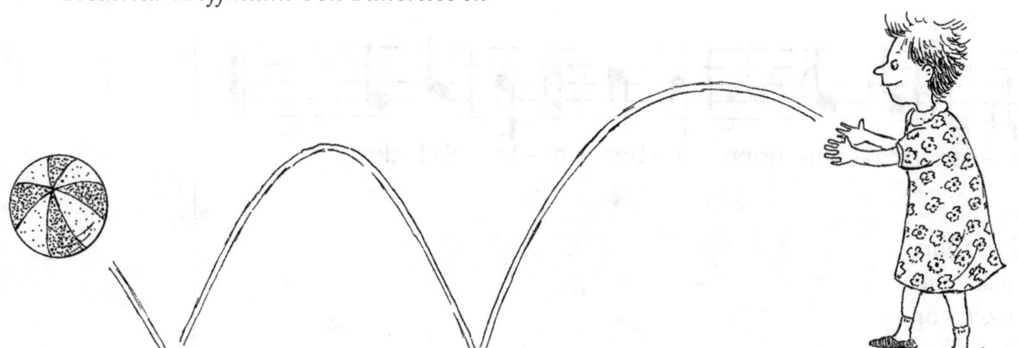

Zur Höhe fliegt's bei gutem Wind,
an einem Faden hält's das Kind.
Gefertigt ist es aus Papier,
schnell liebes Kind, schnell sag es mir!
(Drachen)

*

In die Höhe steigt's geschwind,
hoch oben trägt's der Wind.
Gemacht wird's aus Papier
und wer es weiß, der sagt es mir. (Drachen)

*

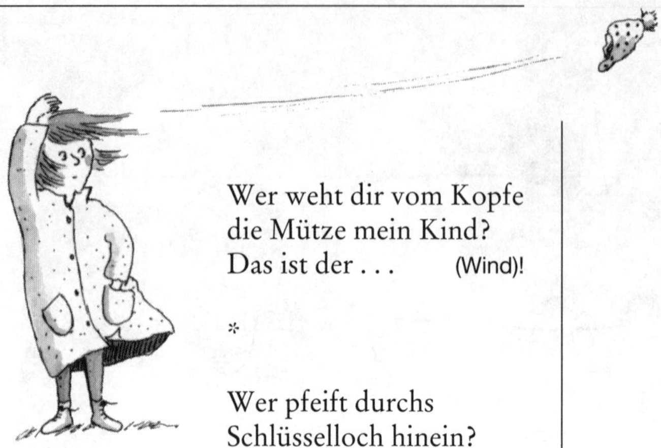

Wer weht dir vom Kopfe
die Mütze mein Kind?
Das ist der . . . (Wind)!

*

Wer pfeift durchs
Schlüsselloch hinein?
(Wind)

*

Wenn draußen ein luftiger Herbstwind weht,
läßt du am Faden ihn steigen.
Wie lustig sein bunter Schwanz sich dreht,
will mit frohem Gesicht er dir zeigen.
(Drachen)

Ich kann laufen im schnellen Lauf,
ich kann fliegen hoch hinauf.
Springen kann ich auch sehr fein,
ratet Kinder, wer kann das sein? (Ball)

Das Ball-Rätsel kann man gut in eine Turnstunde miteinbauen.

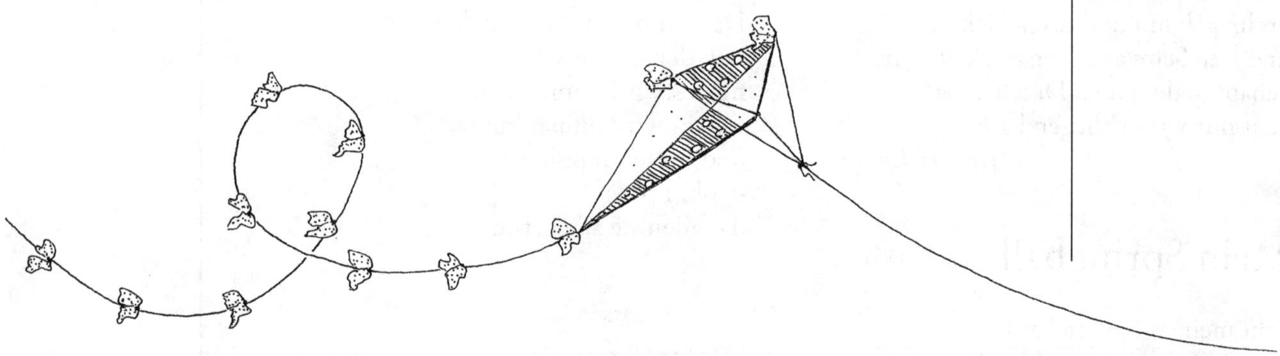

Lieder

Mein Drachen

Worte: Albert Sixtus. Weise: Richard Rudolf Klein

Aus: „Willkommen, lieber Tag", Band I, Verlag Moritz Diesterweg, Frankfurt am Main

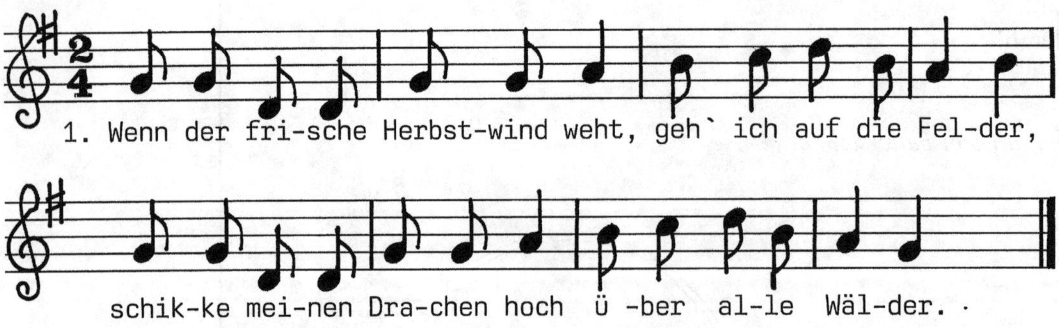

1. Wenn der fri-sche Herbst-wind weht, geh` ich auf die Fel-der,
schik-ke mei-nen Dra-chen hoch ü -ber al-le Wäl-der.

2. Und er wackelt mit dem Ohr,
wackelt mit dem Schwänzchen.
Und er tanzt den Wolken vor
hui! ein lustig Tänzchen.

Anmerkungen
Eigene Ideen
Notizen

Nur, wenn ich will

Klaus Neuhaus

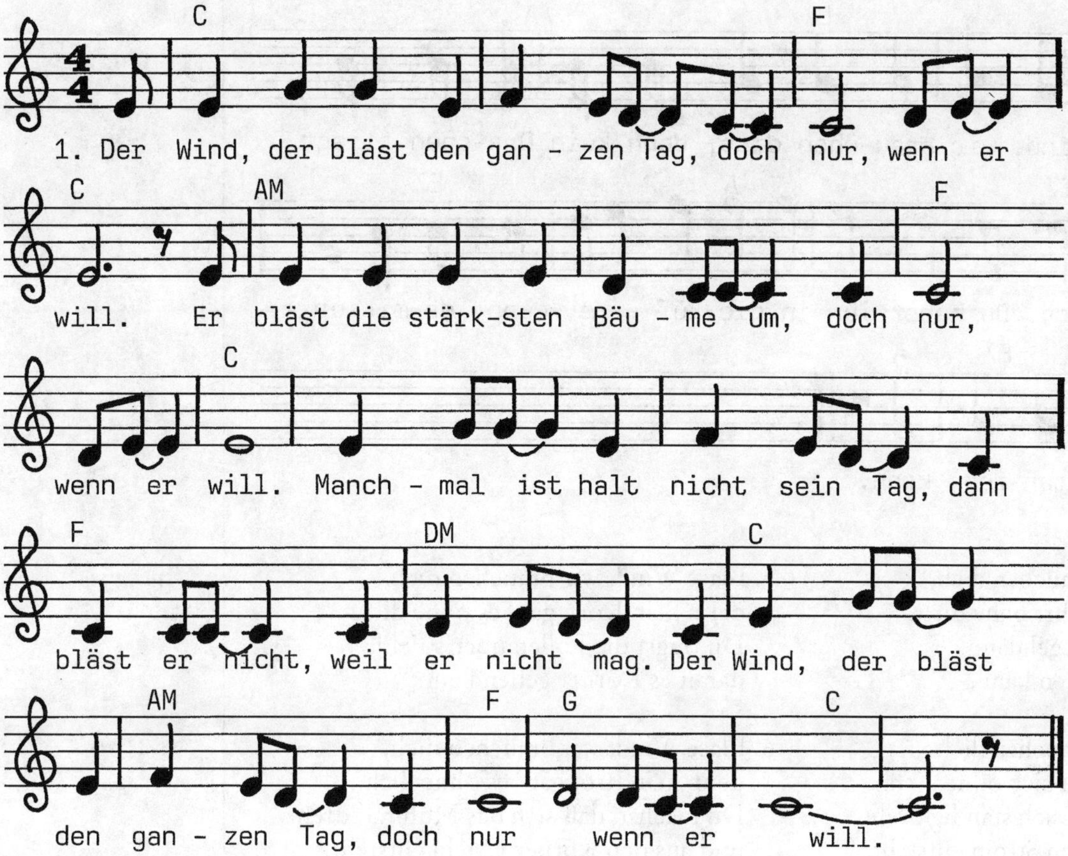
C
F
1. Der Wind, der bläst den gan - zen Tag, doch nur, wenn er
C
AM
F
will. Er bläst die stärk-sten Bäu - me um, doch nur,
C
wenn er will. Manch - mal ist halt nicht sein Tag, dann
F
DM
C
bläst er nicht, weil er nicht mag. Der Wind, der bläst
AM
F
G
C
den gan - zen Tag, doch nur wenn er will.

Aus:
„Dackel Wackel Tanz“,
AKTIVE MUSIK,
Verlagsges.,
Dortmund

2. Die Sonne scheint den ganzen Tag,
doch nur, wenn sie will.
Sie wärmt dir Beine, Kopf und Bauch,
doch nur, wenn sie will.

Manchmal ist halt nicht ihr Tag,
dann scheint sie nicht, weil sie nicht mag.
Die Sonne scheint den ganzen Tag,
doch nur, wenn sie will.

3. Der Regen platscht den ganzen Tag,
doch nur, wenn er will.
Er regnet alle Leute naß,
doch nur, wenn er will.

Manchmal ist halt nicht sein Tag,
dann regnets nicht, weil er nicht mag.
Der Regen platscht den ganzen Tag,
doch nur, wenn er will.

4. Und ich bin lieb, den ganzen Tag,
doch nur, wenn ich will.
Erfüll' dir beinah' jeden Wunsch,
doch nur, wenn ich will.

Manchmal ist halt nicht mein Tag,
bin frech, weil ich nicht lieb sein mag.
Bin lieb zu dir, den ganzen Tag,
doch nur, wenn ich will.

Anmerkungen
Eigene Ideen
Notizen

Vom Wind

Text: Renate Lüber/Melodie: Bernd Seitz

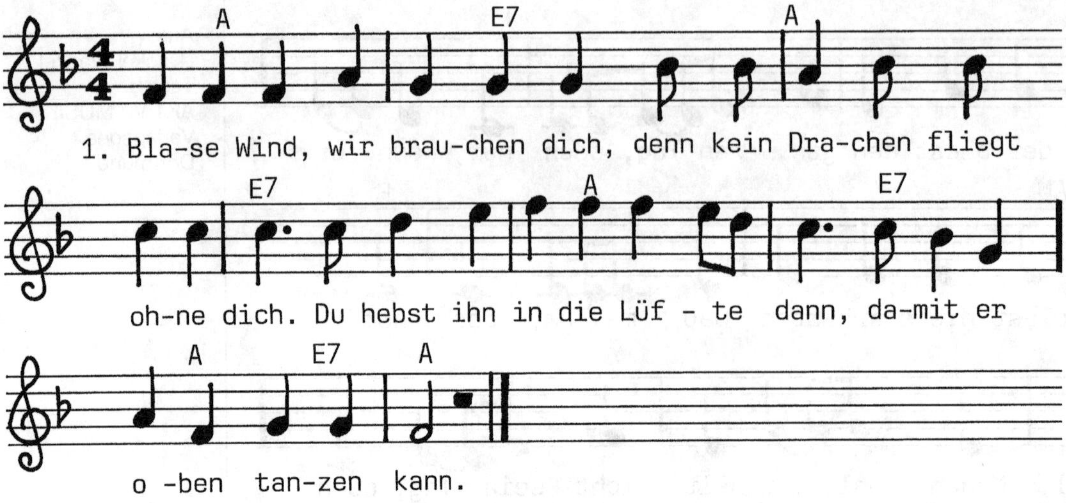
A E7 A
1. Bla-se Wind, wir brau-chen dich, denn kein Dra-chen fliegt
E7 A E7
oh-ne dich. Du hebst ihn in die Lüf - te dann, da-mit er
A E7 A
o -ben tan-zen kann.

2. Blase Wind, wir brauchen dich,
denn kein Segler fährt ohne dich.
Du bläst in seine Segel dann,
damit es weiterfahren kann.

3. Blase Wind, wir brauchen dich,
kein Windrad dreht sich ohne dich.
Du schaffst, daß es sich ständig dreht
und aus dem Drehen Strom entsteht.

4. Blase Wind, wir brauchen dich,
keine Kühlung gäb's ohne dich.
Denn in der heißen Sonnenglut,
da tut ein kühler Wind so gut.

5. Blase Wind, wir brauchen dich,
denn kein Korn gäb' es ohne dich.
Du trägst die Pollen über's Feld,
damit es Körner geben kann.

6. Blase Wind, wir brauchen dich,
denn kein Brot gäb' es ohne dich.
Du machst, daß sich das Mühlrad dreht
und aus den Körnern Mehl entsteht.

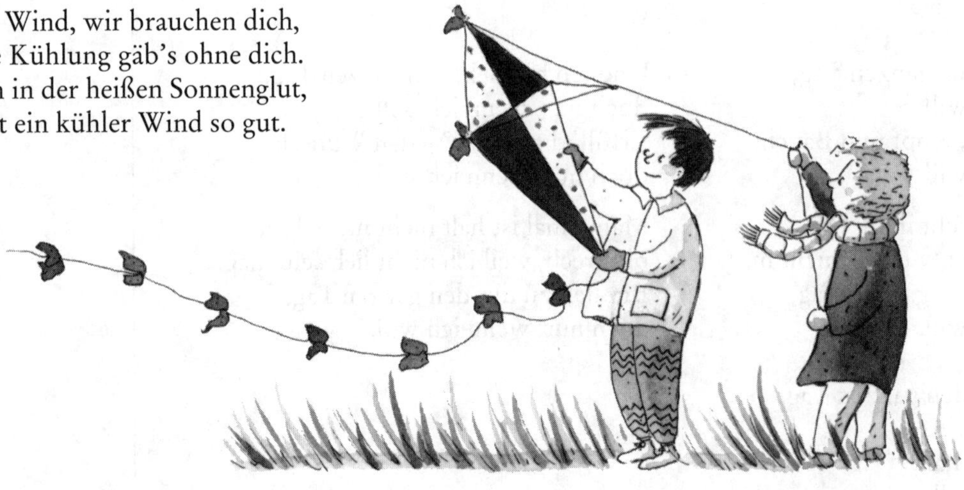

Der Wind kommt

Text: Renate Lüber/Melodie: Bernd Seitz

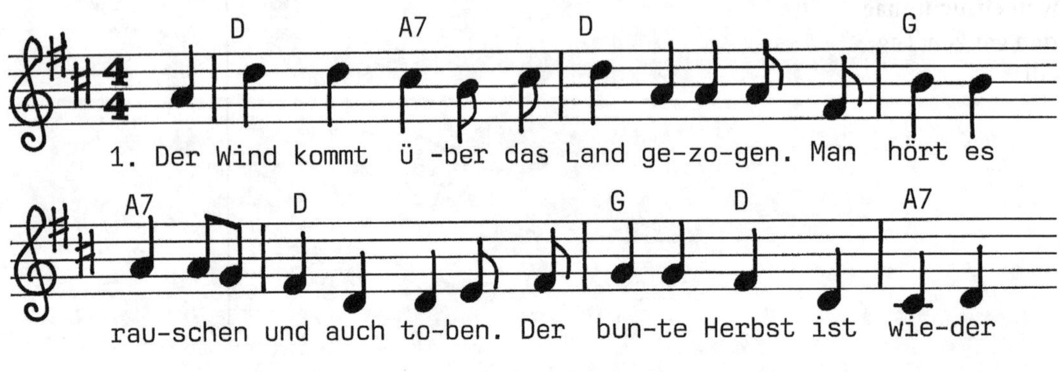
D A7 D G
1. Der Wind kommt ü -ber das Land ge-zo-gen. Man hört es
A7 D G D A7
rau-schen und auch to-ben. Der bun-te Herbst ist wie-der

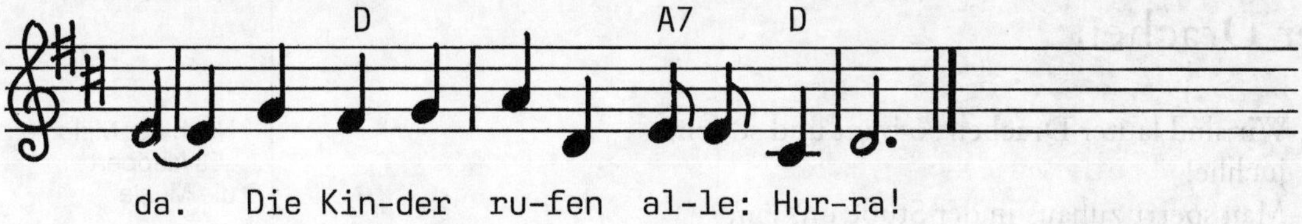

2. Wir lassen unsere Drachen steigen.
Sie tanzen einen Drachenreigen.
Der bunte Herbst ist wieder da.
Die Kinder rufen alle: Hurra!

Singspiele

Das Rädchen geht langsam

Nach der Überlieferung
bearbeitet von Gaby Nübel

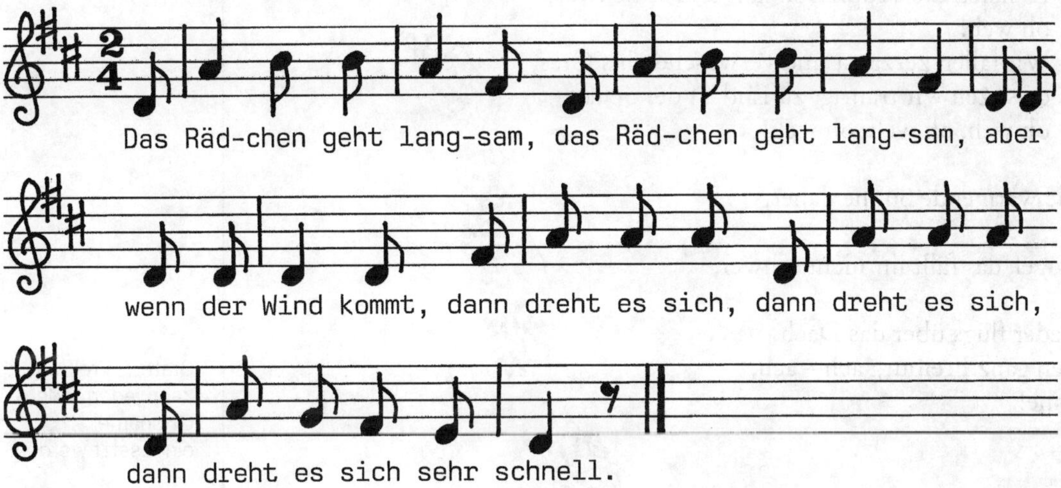

Aus: „Tanzkarussell“, Band 1, Fidula-Verlag, Boppard/Rhein

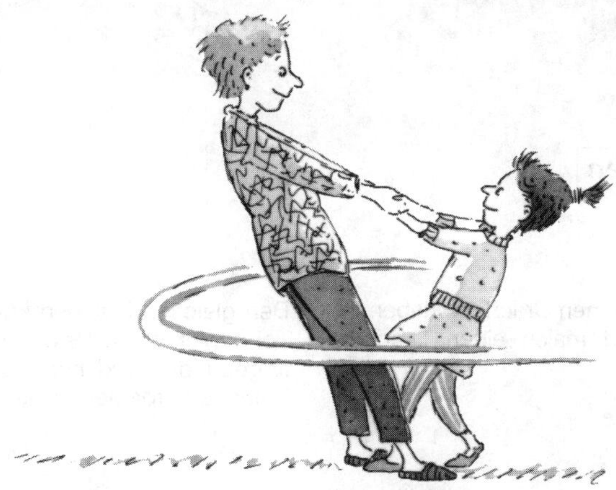

Weitere Texte zur Auswahl:

Der Kreisel geht langsam ...
aber wenn die Peitsche knallt,
dann dreht er sich sehr schnell.
Das Rad das geht langsam ...
aber wenn der Motor brummt,
dann dreht es sich sehr schnell.

Aufstellung:
Mutter und Kind stehen sich gegenüber.
Sonst: Paarweise im Raum verteilt. Kreuzfassung.

Schrittart:
Nachstellschritt.

Tanzform:
Mutter und Kind (die Kinder) fassen sich paarweise in Kreuzfassung an den Händen und drehen zuerst langsam (Takt 1–4), dann immer schneller umeinander (Takt 5–10).

Hinweise:
Die Abstände müssen weit genug voneinander entfernt sein.
Vorsicht, das Tempo darf nicht zu schnell werden!

Weiteres Singspiel: *„Windrädchen“,* in: Heft 2, Seite 16.

Anmerkungen
Eigene Ideen
Notizen

Wir sind lauter Drachen

Nach der Melodie: „Es klappert die Mühle . . .“

1. Wir sind lauter Drachen so bunt und so fein,
juchhe!
Man sperrt zuhaus in der Stube uns ein,
oh weh!
Da hörten wir draußen den Wind mit Gebraus,
da flogen wir einfach zum Fenster hinaus,
juchhe, juchhe, juchhe!

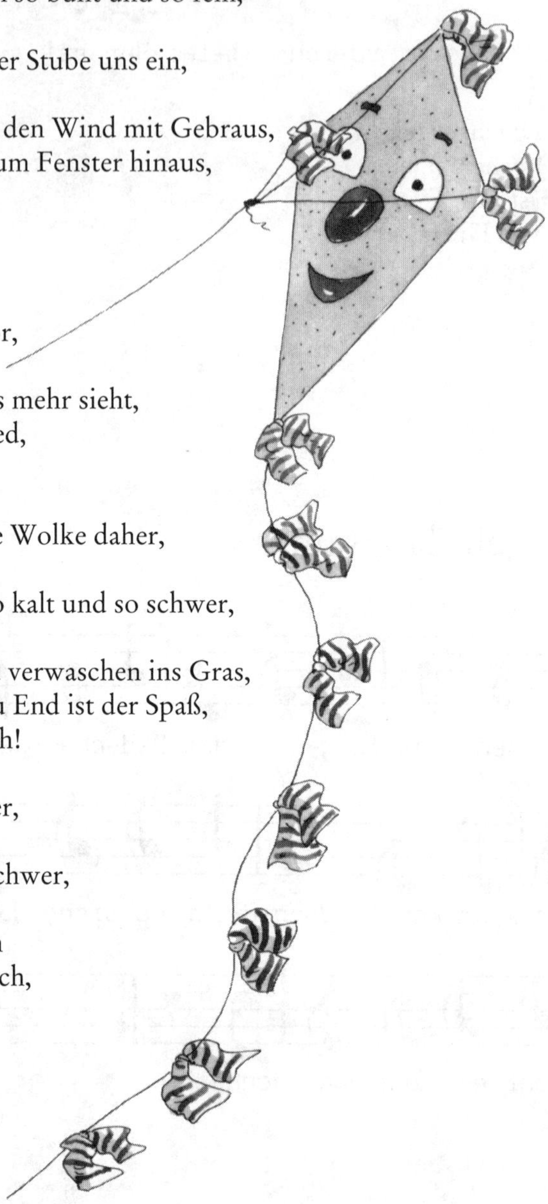

2. Nun steigen wir höher und höher empor,
juchhe!
Wie klein ist das Haus und der Garten davor,
juchhe!
Nun sind wir so hoch, daß kein Mensch uns mehr sieht,
es pfeift uns der Herbstwind ein lustiges Lied,
juchhe, juchhe, juchhe!

3. Da kommt eine garstige Wolke daher,
oh weh!
Es fallen die Tropfen so kalt und so schwer,
oh weh!
Wir fallen zerzaust und verwaschen ins Gras,
da sitzen wir traurig, zu End ist der Spaß,
oh weh, oh weh, oh weh!

4. Da kommt schon die wärmende Sonne daher,
juchhe!
und trocknet die Flügel, das fällt ihr nicht schwer,
juchhe!
Nun steigen wir wieder flugs über das Dach
und grüßen von oben ganz Freiburg ach – ach,
juchhe, juchhe, juchhe!

Statt ... Freiburg ... kann jeder andere Ortsname eingesetzt werden.

Manuelles Gestalten

Drachen falten

Aus Faltpapier falten wir einen Drachen, kleben ihn auf ein Blatt Papier und malen einen Drachenschwanz dazu.

Den gleichen Drachen können wir auch größer aus Tonpapier falten. Als Schwanz wird ein Stück Schnur angebunden und mit „Schleifen“ aus Krepp- oder Transparentpapier verziert.

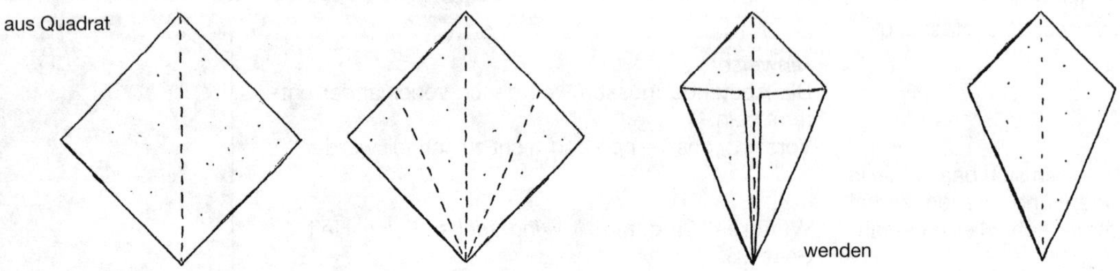

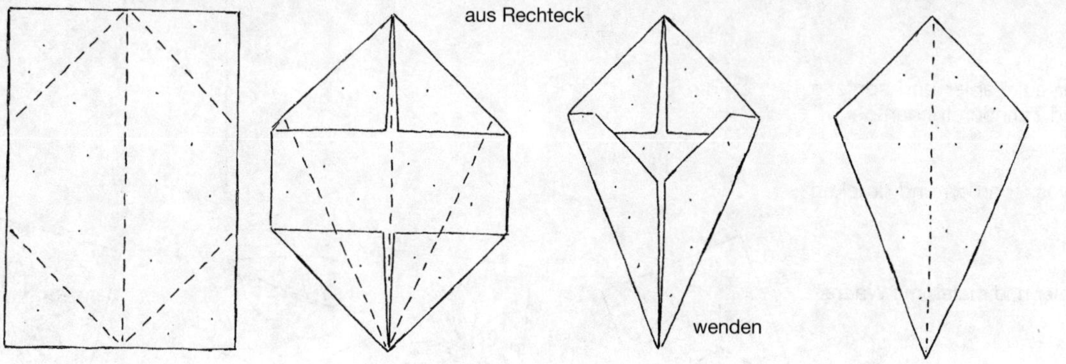

Windrad basteln

Anleitung siehe Heft 2, Seite 17.

Segelschiffe falten – Gemeinschaftsarbeit:

Aus Faltpapier falten wir Segelboote und kleben sie auf einen großen Bogen Papier, den wir vorher mit einem großen See mit Ufer bemalt haben.

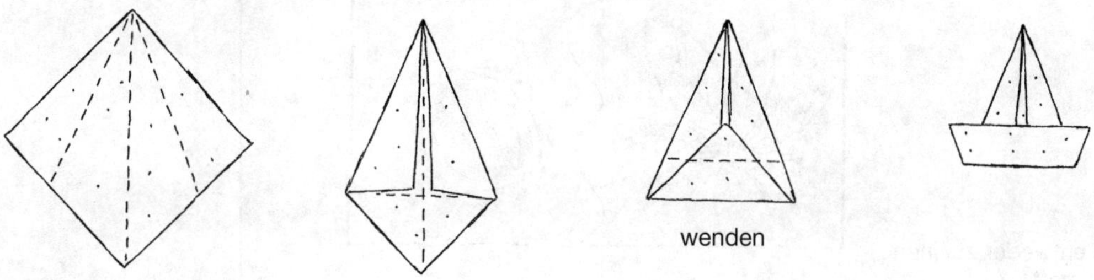

Drachen basteln

Material:
Packpapier, Transparentpapier, Krepp-Papier, Holzleisten und Schnur.

Auf Packpapier zeichnen wir einen Kreis. Durchmesser ca. 25 cm.
Den Packpapierkreis mit Transparentpapier überkleben.

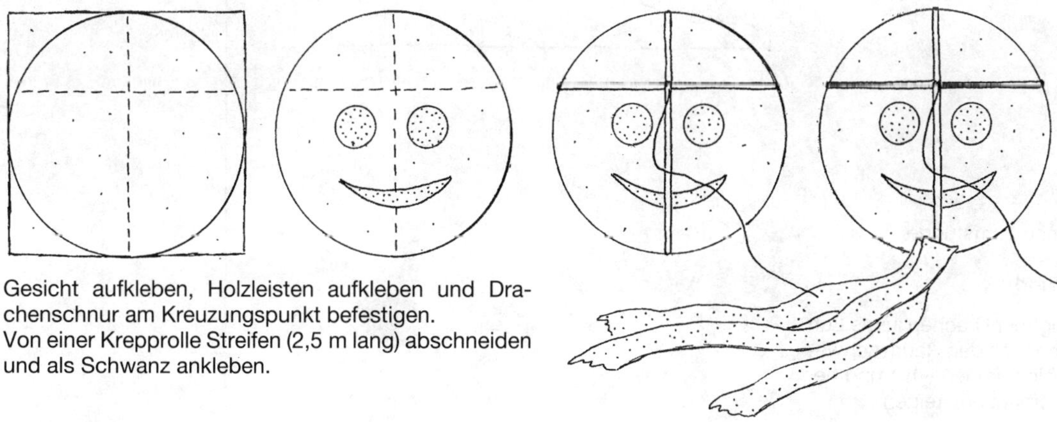

Gesicht aufkleben, Holzleisten aufkleben und Drachenschnur am Kreuzungspunkt befestigen.
Von einer Krepprolle Streifen (2,5 m lang) abschneiden und als Schwanz ankleben.

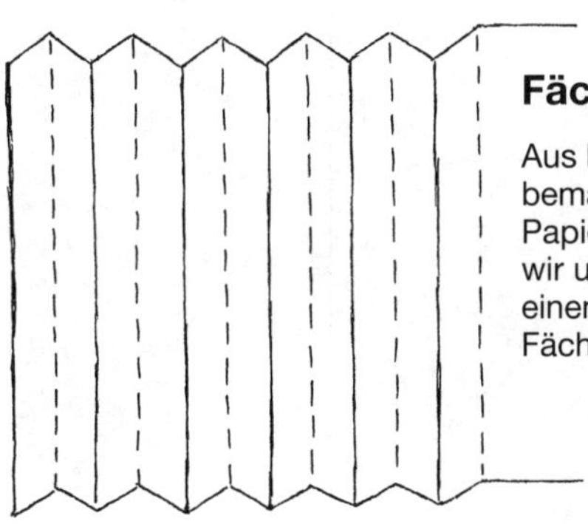

Fächer falten

Aus bunt bemaltem Papier falten wir uns einen Fächer.

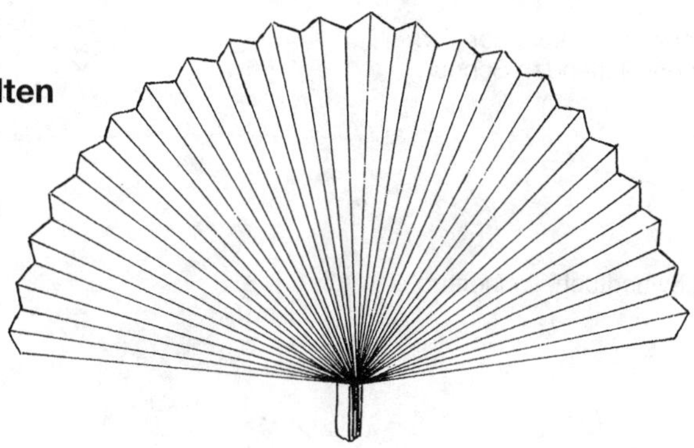

Anmerkungen
Eigene Ideen
Notizen

Blätter-Kunstwerke

Spritztechnik
Wir legen gepreßte Blätter auf Papier und spritzen mit Wasserfarben (Sieb und Zahnbürste) darüber.

Blätterdruck
Wir bemalen Blätter mit Wasserfarben und drucken sie auf Papier.

Durchschreibetechnik
Wir legen Blätter unter Papier und malen mit Wachsfarben darüber.

Blätterbilder
Mit gepreßten Blättern kleben wir Blätterbilder. – Assoziationsspiel

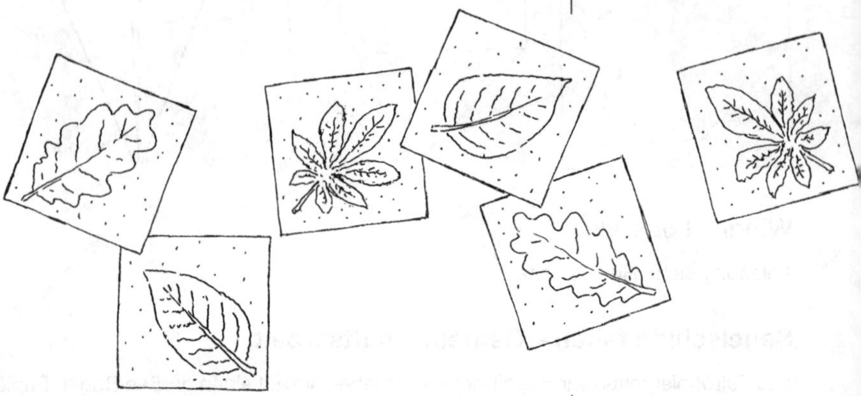

Gemeinschaftsarbeit – Herbstbaum

Wir malen einen großen Baum (auf das Gruppenraumfenster oder auf ein großes Papier) und gestalten ihn – der Jahreszeit entsprechend – mit bunten Blättern oder Blätterdruck aus.

Spiele

Blätter-Zuordnungsspiel

Wir ordnen verschiedene Blätter entweder zueinander oder der entsprechenden Baumart zu.
Ebenfalls kann man Blätter und Früchte einander zuordnen.

Weitere Anregungen in: A. und M. Barth, „Umweltspiele noch und noch", Verlag Herder (siehe dort im Register)

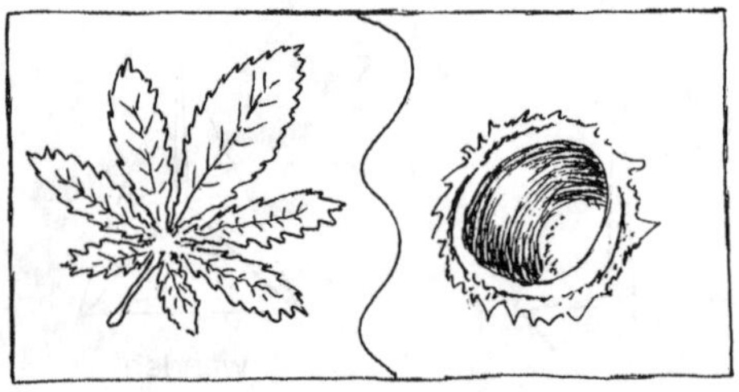

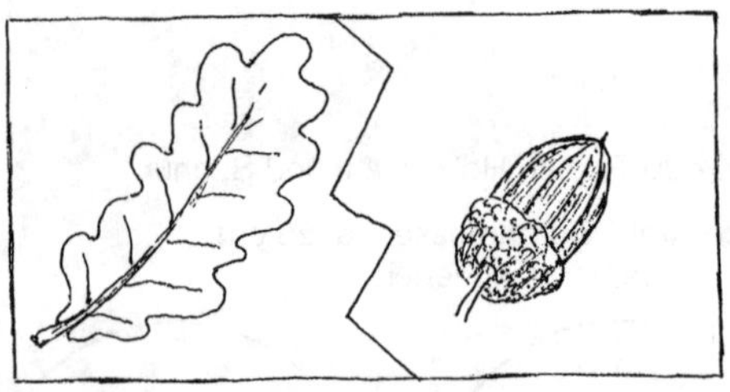

Blätterpuzzle

Spielturnen

Eingebaut in die wöchentliche Turnstunde:

Wir spielen Drachen im Wind

Aus der Hocke gehend steigt der Drachen in die Luft – mit ausgebreiteten Armen durch den Raum schweben – langsam – schnell – sich drehen – hin und her wackeln – wieder landen – erneut aufsteigen . . .

Balancieren

Wir balancieren auf dem Schwebebalken, der Turnbank oder einer auf dem Boden liegenden Schnur.

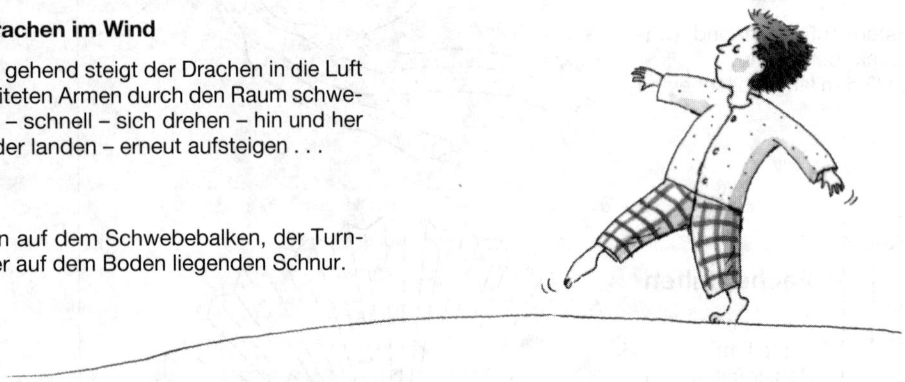

Spielen

mit Bällen, Luftballons, Schwungtuch, Leinentuch, Fallschirm . . .

Bäume im Wind

Siehe Heft 2, Seite 18.

Anmerkungen
Eigene Ideen
Notizen

Rhythmik mit Blättern

Volksgut/Melodie: Wilhelm Keller

Aus: „Ludi Musici", Band 1, Fidula-Verlag, Boppard/Rhein

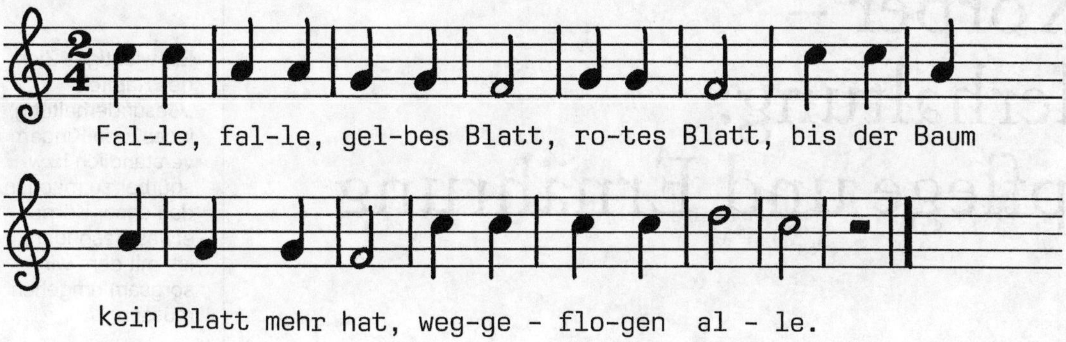

- Beschaffenheit des Blattes herausarbeiten (Form, Farbe, Baumkleid usw.).
- Blatt auf verschiedene Art und Weise tragen.
- Wie schnell kann ich gehen bzw. laufen, bis das Blatt herunterfällt?
- Blätter fallen lassen; horchen, welchen Klang es gibt.
- Die Kinder stehen verstreut im Raum, halten ihr Blatt und singen das Lied „Falle, falle, gelbes Blatt". Ein Kind bekommt einen Triangel und darf nun von einem Kind zum anderen gehen. Wenn das Lied zu Ende ist, darf es bei einem Kind stehenbleiben und den Triangel schlagen. Das betreffende Kind darf nun sein Blatt fallen lassen. Das Spiel wiederholt sich so lange, bis alle Blätter am Boden liegen. Während des Liedes dürfen sich die Kinder bewegen, und zwar hin und her, wie es die Äste des Baumes machen, wenn der Wind weht.
- Wir legen mit einem Seil die Form unseres Blattes nach.
- Wir singen das Lied vom Blättchen. Während wir singen, bewegen sich die Kinder im Raum. Am Ende des Liedes soll jedes Kind wieder bei seinem Blatt stehen.
- Die Kinder legen mit Seilen einen großen Baum.
- Sie stellen sich an einen Ast.
- Sie gehen nach einer bekannten Melodie im Raum umher. Die Erzieherin gibt ein Signal, z. B. „Baum" – und alle Kinder suchen sich einen Platz am Baum (Ast, Astspitze, Baumspitze).
- Der Wind kommt und reißt alle Blätter vom Baum.
- Wir lassen unser Blatt fallen und versuchen die Bewegung des Blattes mit unserem Körper nachzuvollziehen.
- Wir pusten unser Blatt auf ein bestimmtes Ziel.
- Gemeinsam legen wir zum Schluß eine Form.

Eine andere Form rhythmischer Erziehung:
Wir identifizieren uns mit einer Ähre und spielen den Vorgang des Wachsens.

Religiöse Erziehung

Bilderbuch

Aus der Reihe: „Was uns die Bibel erzählt"
„Jesus und der Sturm"

Wir spielen die Geschichte. Gestaltung mit Tüchern, Instrumenten . . .

Gruppenbild
„Jesus und der Sturm"

Lied

Jesus fährt mit seinen Freunden übers Meer

Text und Melodie:
Gertrud Lorenz

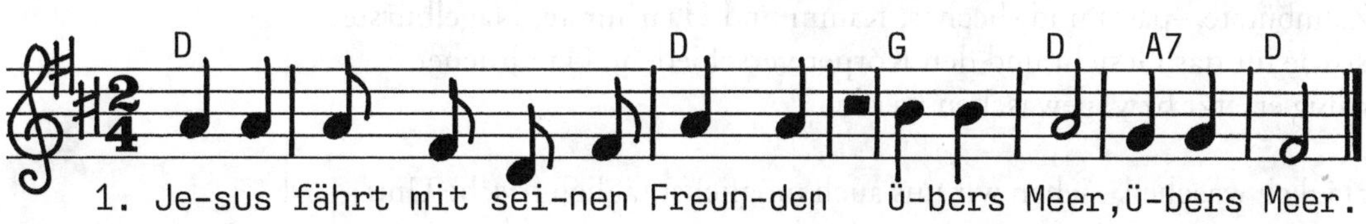

Aus: Rolf Krenzer, „100 einfache Lieder Religion", Verlag Ernst Kaufmann, Lahr/ Kösel-Verlag, München

2. Jesus schläft bei seinen Freunden
   in dem Boot, in dem Boot.
3. Es fängt schrecklich an zu stürmen.
   Welche Not, welche Not!
4. Und die Männer wecken Jesus:
   Hilf uns doch! Hilf uns doch!
5. Jesus sagt zum Sturm: Nun schweige!
   Es wird still. Es wird still.
6. So hilft Jesus seinen Freunden
   in der Not, in der Not.

Unser Körper – Gesunderhaltung: Körperpflege und Ernährung

Ein wichtiges Ziel des Kapitels „Gesunderhaltung" ist es, den Kindern verständlich bzw. spürbar zu machen, daß unser Körper etwas Besonderes ist, mit dem wir sorgsam umgehen müssen.

Gespräche

Körperpflege

Hier heißt es: „Wasser ist zum Waschen da!"

- Zur Körperpflege gehört eine regelmäßige Reinigung des Körpers.
  Waschen macht frisch, fit und erhöht das Wohlbefinden. Kinder sind hier oft anderer Meinung. Dennoch soll ihnen die Notwendigkeit, sich zu waschen, einsichtig gemacht werden. Hierbei kann das Rollenspiel in der Puppenecke sehr hilfreich sein. Bei Spielen wie: „Unser Kind steht jetzt auf", „Unser Kind wird gebadet", „Gleich wird gegessen", „Unser Kind geht ins Bett" ... kann man Grundregeln der Körperpflege spielerisch einbauen.

- Zu diesen Grundregeln gehören:

– Wir waschen uns von Kopf bis Fuß am Waschbecken, unter der Dusche, in der Badewanne. Die Vor- und Nachteile von Duschen und Baden können mit den Kindern zusammen überlegt und besprochen werden. Beispielsweise braucht man zum Duschen wesentlich weniger Wasser als zum Baden, und die Haut wird dabei nicht so ausgelaugt. Andererseits kann uns ein heißes Bad, wenn wir durchnäßt und durchgefroren sind, vor einer Erkältungskrankheit bewahren.

– Unsere Haut muß je nach Beschaffenheit und Witterung eingecremt werden, und zwar rechtzeitig.

– Das Haarewaschen und Kämmen sowie das Säubern und Schneiden unserer Finger- und Zehennägel gehört ebenfalls dazu.

– Das täglich mehrmalige und gründliche Putzen unserer Zähne darf natürlich nicht vergessen werden.

– Unsere Hände waschen wir immer vor dem Essen, nach dem Besuch der Toilette (auch auf das richtige Po-Putzen kann dabei hingewiesen werden), nach dem Streicheln von Tieren, dem Umgang mit Kranken, oder auch nach dem Sandeln, Matschen, Kneten, Fingerfarbenmalen ...

Die angeführten Punkte dienen als Impuls für den Erzieher, die er je nach Interesse der Kinder ausbauen und ergänzen kann. In einer Tagesstätte müssen viele Bereiche übernommen werden, die sonst durch das Elternhaus abgedeckt sind.

- Zur Körperpflege benötigen wir eine Reihe von Utensilien wie Seife, Badezusätze, Schampoos und Cremes, Zahnbürste, -pasta und -becher, Kamm und Haarbürste, Nagelbürste, -schere, und -feile, sowie für das Gesicht und den Körper verschiedene Handtücher.
  All dies muß regelmäßig ersetzt bzw. gewaschen werden.

- Ebenso wie wir uns täglich waschen, ziehen wir uns auch möglichst täglich frische Unterwäsche und Strümpfe an.
  Ins Bett gehen wir auch nicht in Straßenkleidern, sondern nach dem Waschen und Zähneputzen mit dem Schlafanzug bzw. Nachthemd. Auch unsere Kleidung wird immer wieder gewaschen.

- Durch die Kleidung schützen wir uns vor Witterungseinflüssen (Kälte, Wärme, Sonne, Schmutz, Nässe ...). Spezielle Schutzkleidung hat z. B. die Feuerwehr und die Polizei.

Je nach Witterung und Vorhaben wählen wir also unsere Kleidung aus. So werden wir uns bei warmem Wetter leicht und luftig anziehen, bei kaltem Wetter warm einhüllen und bei Regen und Schnee wasserdichte Kleidung tragen.
Auch werden wir zu einem Fest etwas anderes anziehen, als wenn wir auf den Spielplatz gehen.

- Durch richtige Körperpflege und zweckmäßige Kleidung können wir unseren Körper vor Krankheiten schützen.

Ernährung

Um unseren Körper funktionstüchtig und gesund zu erhalten, müssen wir uns auch richtig ernähren.
So wie ein Auto ohne Benzin nicht fahren kann, werden wir ohne Essen und Trinken schwach und können nicht laufen, hüpfen … Wir brauchen die Nahrung jedoch nicht nur für unsere Muskelkraft, sondern auch für unser Denkvermögen. Ein Computer funktioniert auch nicht ohne Strom.

Da das Thema „Ernährung" sehr umfangreich ist, wird es in Heft 7 noch ausführlicher behandelt werden.

- Was wir für unsere Ernährung brauchen sind Milch und Milcherzeugnisse, Brot – am besten Vollkornbrot, Rohkost, Gemüse und Kartoffeln, Obst und Obsterzeugnisse, Fleisch und Fisch (auf beides kann bei einer richtigen Vollkosternährung verzichtet werden), Eier und Wasser.

- Kinder brauchen viel Flüssigkeit. Sie haben auch oft noch ein gesundes Empfinden für das, was ihr Körper braucht. Es ist deshalb falsch, sie vom Trinken abzuhalten.
  Die gesündesten Getränke sind Mineralwasser oder Tee.

Ausgang

Wir machen einen Besuch:

- beim Zahnarzt
- beim Kinderarzt
- in der Ambulanz eines Krankenhauses
- beim Optiker
- beim Hörgeräteakustiker

Diese Besuche müssen gut vorbereitet werden, da sie den Kindern Ängste nehmen und keine neuen hervorrufen sollen.

Ein Rettungswagen besucht unseren Kindergarten.

Rollenspiel

Wir spielen:

- beim Zahnarzt
- beim Arzt
- im Krankenhaus
- beim Optiker
- beim Hörgeräteakustiker
  – usw.
- unser Kind ist krank
- unser Kind (Puppe) wird gebadet
- unser Kind wird jetzt angezogen
- unser Kind geht jetzt ins Bett

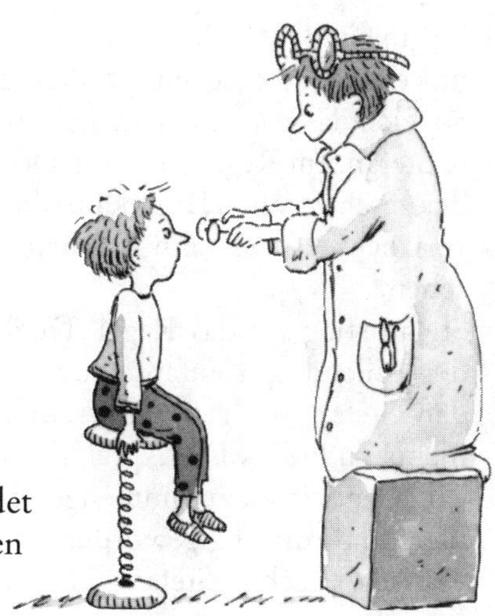

Spiel mit Eltern

Wenn wir unter unseren Eltern eine Krankenschwester (Pfleger) oder eine Krankengymnastin haben, können wir sie zu uns in den Kindergarten einladen, um mit ihnen zu spielen. Wenn möglich sollten sie auch Material mitbringen, mit dem sie täglich umgehen.
Bei so einem Spiel können Kinder beispielsweise einen Gipsverband einmal an der eigenen Hand oder dem eigenen Fuß spüren.

Für das Rollenspiel ausreichend Material zur Verfügung stellen: Kleiderkiste, Arztkoffer (dieser sollte möglichst nicht mit Kinderspielzeug, sondern mit richtigen Instrumenten ausgestattet sein).

Anmerkungen
Eigene Ideen
Notizen

Rezepte

Siehe: „Vom Korn zum Brot“, S. 36

Bilderbücher

„Badespaß“
von Waltraut Schmidt. Ravensburger

„Ich zieh' mich an“
von Renate Mörtl-Rangnick. Ravensburger

„Julia geht zum Arzt“
von Klaus Gritz / Horst Kreienbring. Kinderbuchverlag Reich, Luzern

„Beim Arzt“
von Eva Scherbarth. Ravensburger

„Ich mach dich gesund, sagte der Bär“
von Janosch. Diogenes Verlag

„Wenn ich krank bin“
von Wolfgang Metzger. Ravensburger

„Krankengeschichten vom Franz“
von Christine Nöstlinger / Erhard Dietl. Verlag Oetinger

„Elisabeth wird gesund“
von Alfons Weber / Jacqueline Blass. Verlag Herder

„Gute Besserung“
von ASTA Pharma / Marlis Scharff-Kniemeyer. Ravensburger

„Komm mit ins Krankenhaus“
von Christine Merz / Hartmut Schmidt. Verlag Herder

„David und das Krankenhaus“
von Katrin Arnold / Friedrich Kohlsaat. Ellermann Verlag

„Kinderkrankenhaus“
von Jacqueline Blass. Verlag Esslinger

„Komm mit zum Zahnarzt“
von Christine Merz / Hartmut Schmidt. Verlag Herder

„Beim Zahnarzt“
von Eva Scherbarth. Ravensburger

„Jörg und Andrea beim Zahnarzt“
von Wolfgang Niehoff / S. Tenberge. Schwann – Patmos Verlag

„Irma hat so große Füße“
von Ingrid und Dieter Schubert. Verlag Sauerländer

„Die Apotheke am Markt“
von Friedrich Kohlsaat / Walther Hohenester. Ellermann Verlag

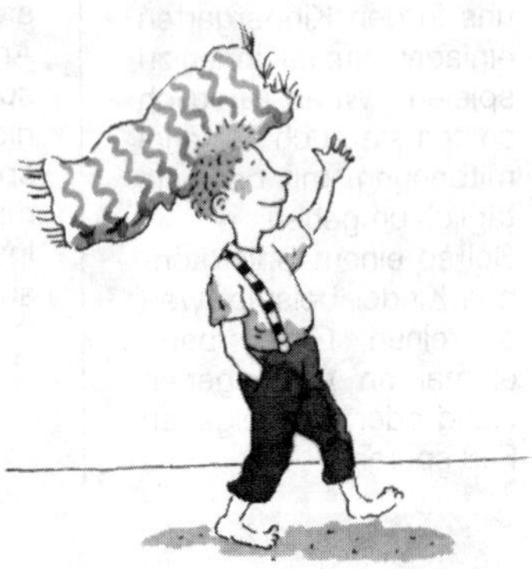

Geschichte

Als Stefan das Wasser vertrocknen ließ

Stefan!“ rief die Mutter. „Du mußt aufstehen, es ist Zeit. Komm und wasch dich, aber ordentlich! Auch den Hals, hörst du? Sei nicht wasserscheu!“ „Ich will mich nicht waschen“, murrte Stefan verschlafen. „Ich mag überhaupt nicht. Meinetwegen brauchte es gar kein Wasser zu geben. Ich möchte, daß alles Wasser vertrocknet, dann brauchte ich mich wenigstens nie mehr zu waschen!“

Damit stand Stefan auf. Als er aber an das Waschbecken trat, war kein Wasser darin. Er drehte den Wasserhahn auf.

Der Hahn spuckte ein wenig, aber Wasser gab er nicht.

„Das ist ja eine schöne Bescherung“, sagte Stefan. „Na, mir soll es recht sein. Da fällt das lästige Waschen heute aus, und ich kann gleich frühstücken.“

Die Mutter hatte schon den Tisch gedeckt, und Stefan machte sich über die leckeren Sachen her. Aber die Semmeln waren heute so hart, daß Stefan sie gar nicht beißen konnte, und die Himbeermarmelade war fester als Kaugummi.

So ein trockenes Zeug! dachte Stefan. Aber ich gieße mir ordentlich Kaffee ein. Mit einem Schluck Kaffee rutscht es gleich besser. Wie staunte er aber, als die Kaffeekanne leer war! Nur auf dem Grund fand er den Kaffeesatz.

Das ist wirklich ein tolles Stück! dachte Stefan. Da ist der ganze Kaffee ausgetrocknet. Glücklicherweise steht in der Küche noch ein Krug mit Milch. Den werde ich mir holen.

Er ging in die Küche, aber im Milchkrug war nur ein wenig trockenes Milchpulver.

So leicht lasse ich mich nicht betrügen, dachte Stefan. Im Regal steht die Dosenmilch. In der geschlossenen Dose kann die Milch nicht vertrocknen. Da kann ich meinen Durst löschen.

Stefan stieg auf das Regal. Doch als er eine der Milchdosen anfaßte, war sie so leicht, daß Stefan sofort wußte, auch dort wäre nichts zu holen. Die Äpfel, die auf dem Regal lagen, waren zusammengeschrumpft und klein und runzelig geworden.

O weh, dachte Stefan. Da scheint mein

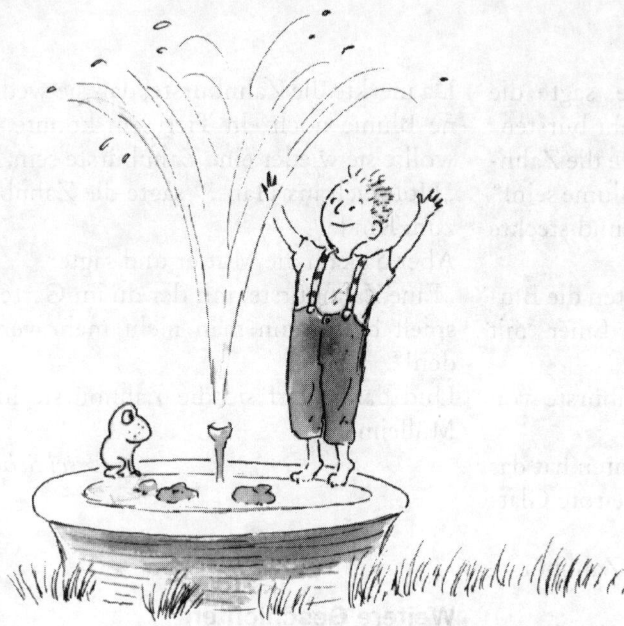

Wunsch in Erfüllung gegangen zu sein: Alles Wasser ist weggetrocknet. Das habe ich nicht gewollt! Ich hatte gemeint, nur das Waschwasser sollte verschwinden. Dann beruhigte er sich wieder. Im Garten, dachte er, ist der Springbrunnen. Dort muß ja noch Wasser zu finden sein. Er schaute vorsichtshalber erst einmal aus dem Fenster. Aber der Brunnen, der sonst immer laut plätscherte, war still. Die Blumen im Kasten auf dem Balkon ließen die Köpfe hängen. Die Blumen müssen gegossen werden, dachte Stefan. Ich werde der Mutter sagen, sie soll mit der Gießkanne kommen. Aber dann erinnerte er sich, daß im ganzen Haus kein Tröpfchen Wasser war, und er wurde nachdenklich.
Als er in den Garten kam, war der Springbrunnen wirklich ausgetrocknet. Die Goldfische hatten sich ganz tief in den Schlamm eingewühlt, wo noch ein bißchen Feuchtigkeit war. Der grüne Wasserfrosch saß traurig auf dem Seerosenblatt und wartete vergeblich auf sein Morgenbad.
Ach, die armen Fische! dachte Stefan. Daran habe ich ja gar nicht gedacht. Sie werden alle sterben müssen, wenn es kein Wasser mehr gibt.
Da kam ein alter Mann des Weges und sagte: „Schau dir den Himmel an! Kein einziges Wölkchen ist zu sehen. Es wird nie mehr Regen geben; denn irgend jemand hat das Wasser verwünscht!"
„Das war ich", wollte Stefan sagen. Aber er schämte sich zu sehr.
„Das gibt eine große Hungersnot", fuhr der alte Mann fort, „denn ohne Regen wird kein Korn mehr auf dem Feld wachsen." Stefan rannte schnell ins Haus. Er wollte nichts mehr hören und sehen. Er schlüpfte ins Bett und zog sich die Bettdecke bis über beide Ohren.
„Jetzt wird es aber endlich Zeit, daß du aufstehst! Sonst komme ich mit dem nassen Waschlappen!" rief die Mutter. Stefan rieb sich die Augen. Er hatte alles nur geträumt! Vor ihm stand die Mutter mit dem triefend nassen Lappen. Im Zimmer dampfte der Kaffee in der Kanne. Die Milch stand im Topf in der Küche. Stefan sprang aus dem Bett und zog sich schnell die Hosen an.
„Guten Morgen, Mutti!" rief er. „Ich muß schnell in den Garten zum Springbrunnen." Und weg war er wie der Wind. „Du Schlingel willst dich nur wieder ums Waschen drücken", zankte die Mutter. „Na warte, ich kriege dich schon!" Stefan war in den Garten gelaufen. Dort plätscherte vergnügt der Springbrunnen. Die Seerosen schaukelten auf dem Wasser, und die Goldfische schwammen munter hin und her. Der grüne Wasserfrosch machte schon seinen Morgenspaziergang und quakte: „Guten Morgen, Stefan! Du hast dich heute wohl wieder einmal nicht gewaschen!"
Stefan aber lief ins Haus zurück und rief: „Jetzt werde ich mich richtig waschen! Keiner soll sagen, daß ich wasserscheu bin."
„Was ist nur in meinen Jungen gefahren?" wunderte sich die Mutter.

Horst Bull

Anmerkungen
Eigene Ideen
Notizen

Die Zahnbürste

Es war einmal eine Zahnbürste, sagte die Maus, die wollte keine Zähne mehr bürsten.
„Bring mich in den Garten", sagte die Zahnbürste zum Kind. „Ich will eine Blume sein!"
Das Kind nahm die Zahnbürste und steckte sie ins Blumenbeet.
„Was soll denn das sein?" kicherten die Blumen. „Ein Kaktus vielleicht? Einer mit weißen Stacheln?"
Aber die Blumen, die die Zahnbürste von hinten sahen, riefen:
„Ein Kaktus? Nie im Leben. Hinten hat das Ding keine Borsten, sondern eine rote Glatze und einen langen roten Hals!"
„Leg mich ins Gras", sagte die Zahnbürste zum Kind.
Da legte das Kind die Zahnbürste ins Gras.
„Was soll denn das sein?" riefen die Käfer.
„Ein Igel vielleicht? Einer mit weißen Stacheln?"
Aber die Biene, die über dem seltsamen Ding kreiste, summte:
„Ein Igel? Nie im Leben. Von oben sieht man, daß das Ding einen glatten roten Schwanz hat!"
Da merkte die Zahnbürste, daß sie weder eine Blume noch ein Tier sein konnte. Jetzt wollte sie wieder eine Zahnbürste sein.
„Hol mich ins Haus!" sagte die Zahnbürste zum Kind.
Aber da kam die Mutter und sagte:
„Eine Zahnbürste, mit der du im Garten gespielt hast, kann man nicht mehr verwenden!"
Und dann warf sie die Zahnbürste in den Mülleimer.

Ursel Scheffler

Aus:
„Gute Nacht, kleine Maus",
Verlag Herder

Diese Geschichte läßt sich als Einleitung für ein Gespräch über die Zahnpflege und den richtigen Umgang mit den dazu benötigten Utensilien verwenden.

Weitere Geschichten

Aus: **„Was Kinder bewegt"** von Christine Merz. Verlag Herder

Buch – „Winter"

„Ruben beißt sich auf die Lippe"

„Windpocken"

„Ein Pechtag für Ines"

„Tschüß, Schwester Dagmar"

„Wie es Sebastian erging"

„Zahnarztbesuch im Kindergarten"

Buch – Frühling

„Tom hat einen Sprachfehler"

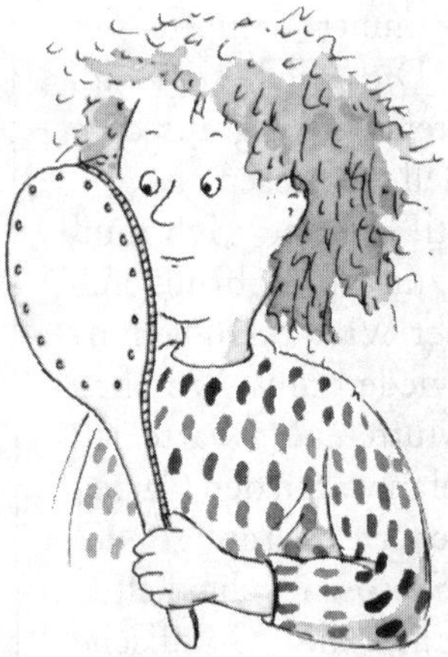

Rätsel

Es ist aus Glas,
doch durchsehen
kannst du nicht.
Schaust du hinein,
so siehst du dein Gesicht. (Spiegel)

*

Er ist aus Stoff
und paßt auf jede Hand.
Die Seife ist ihm wohlbekannt.
Das Wasser liebt er sehr
und ruft: Mehr, mehr, mehr! (Waschlappen)

Renate Lüber

Es hängt an der Wand,
gibt jedem die Hand. (Handtuch)

*

Zwei Eingänge hat das Haus,
und wer mit den Füßen wieder draußen ist,
der ist erst richtig drin. (Hose)

*

Du ziehst sie an, du ziehst sie aus
und stellst sie in den Schrank.
Wenn du dich darin spiegeln kannst,
sind sie erst richtig blank. (Schuhe)

Vom Korn zum Brot

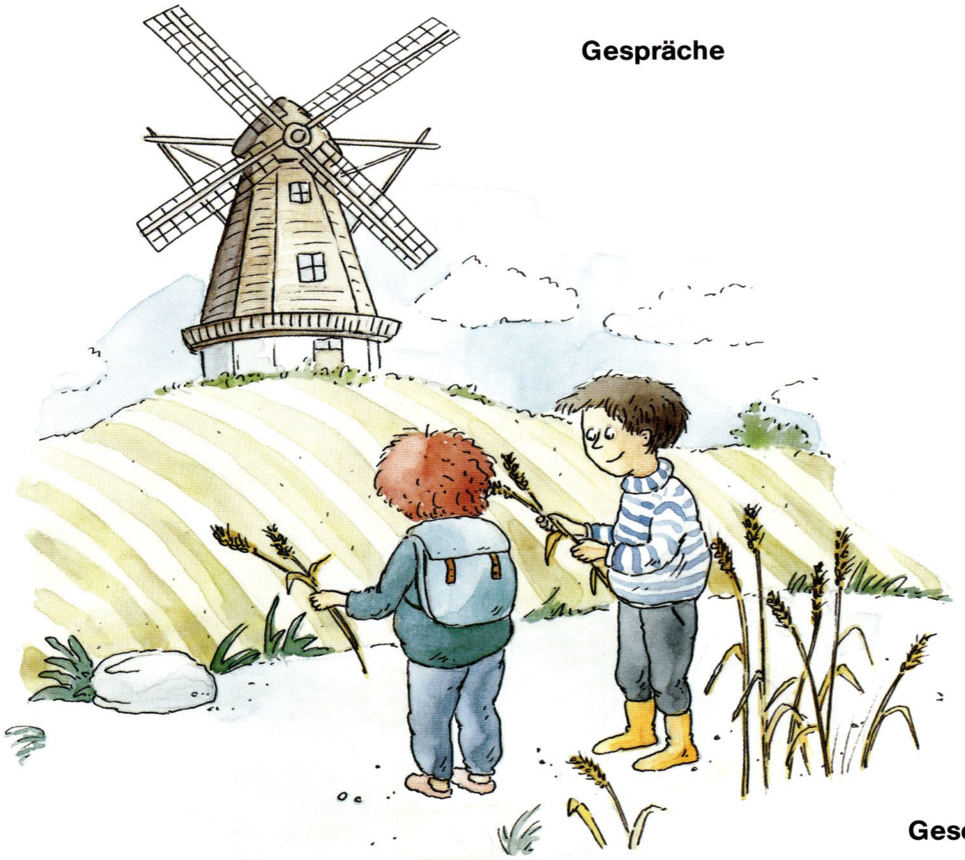

Gespräche

Ausgang

Rezepte

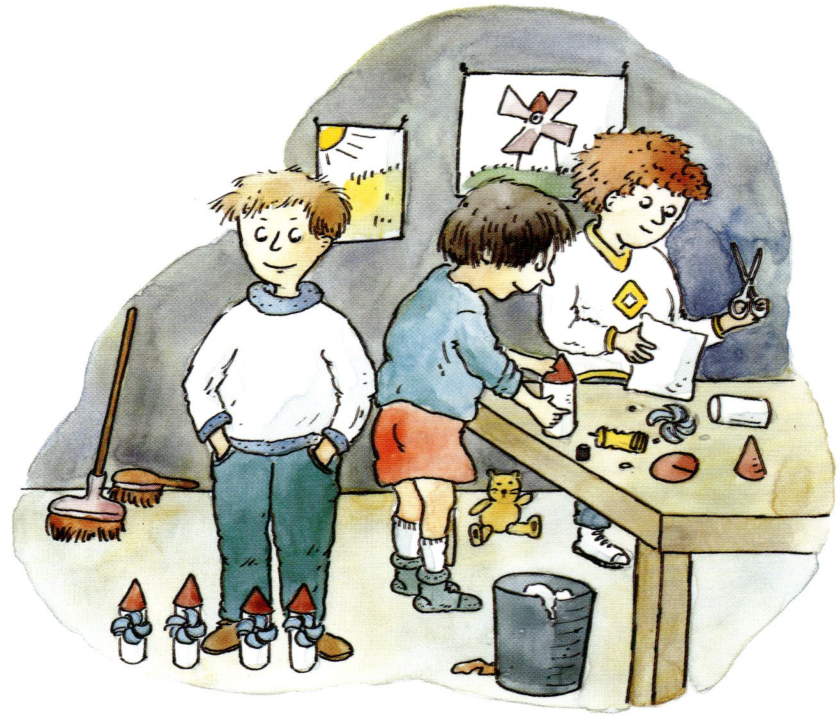

Geschichten

Bilderbücher

Reime

Abzählreime

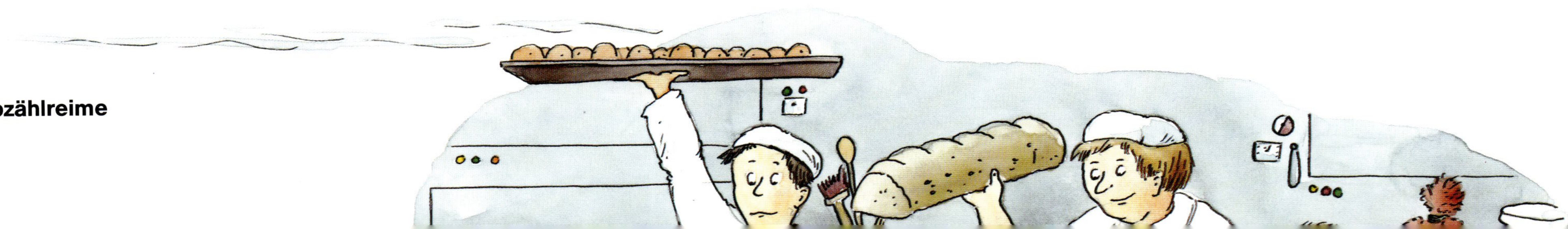

Unser Körper – Gesunderhaltung: Körperpflege und Ernährung

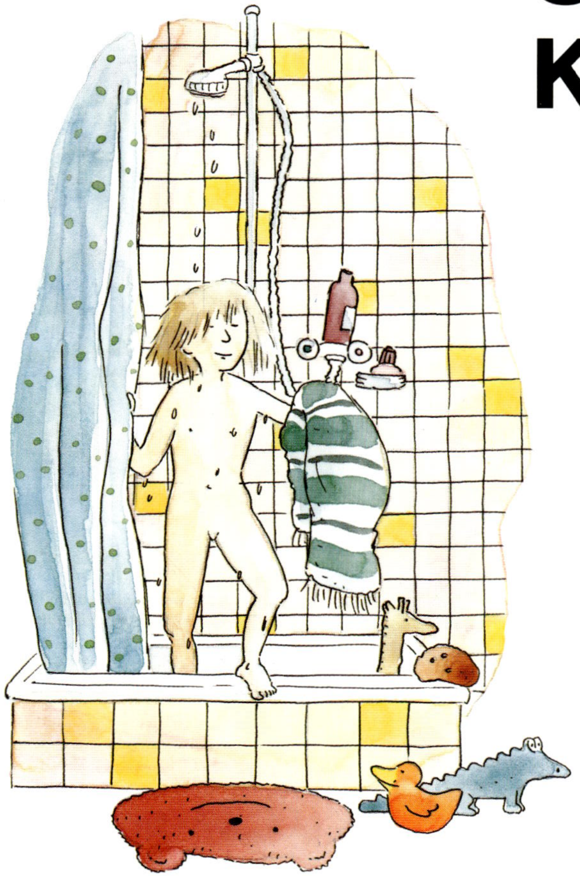

Gespräche

Ausgang

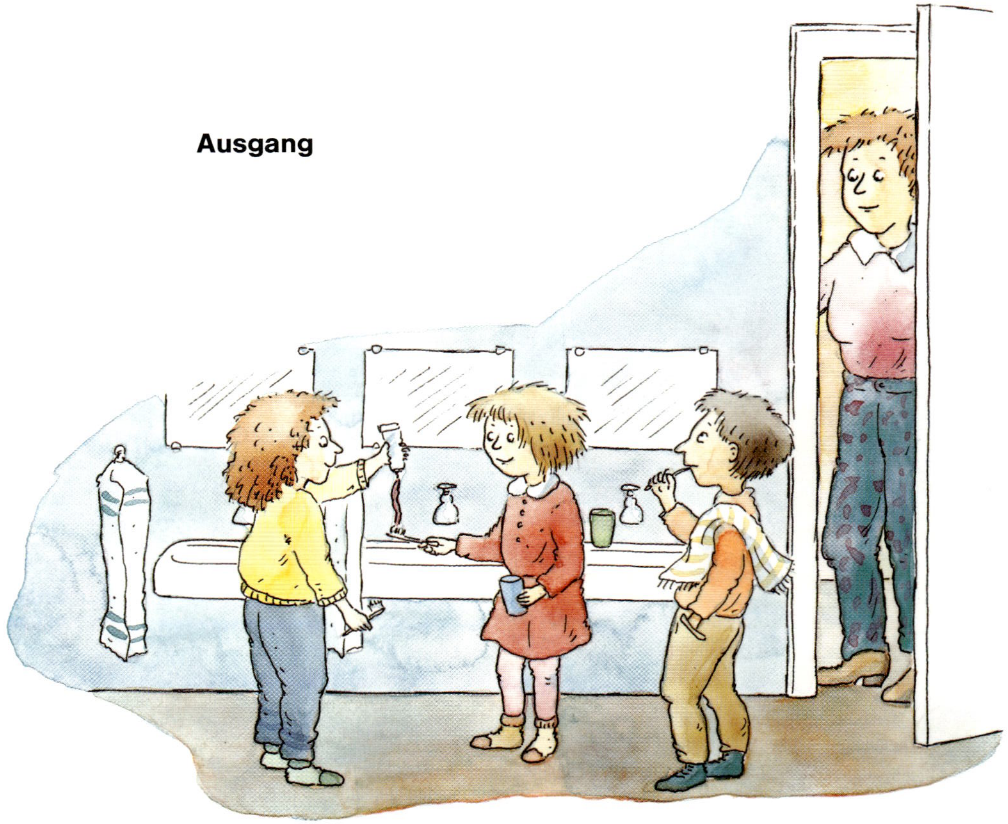

Rollenspiel

Rezepte

Geschichten

Bilderbücher

Reime

Abzählreim

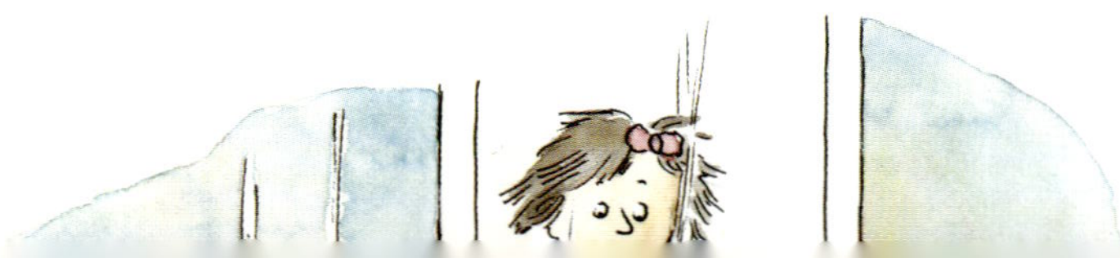

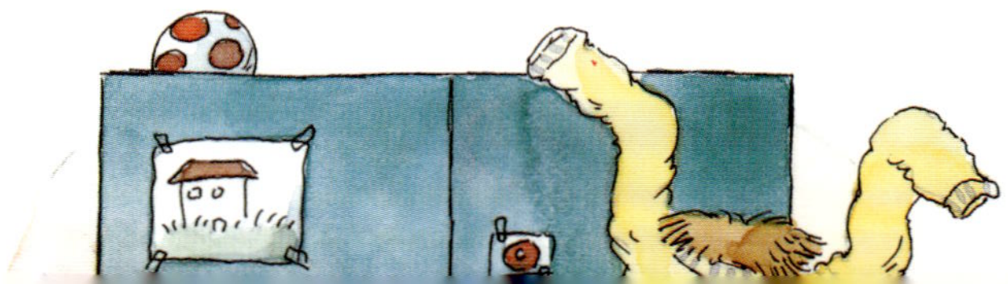

Der Herbstwind läßt die Drachen steigen

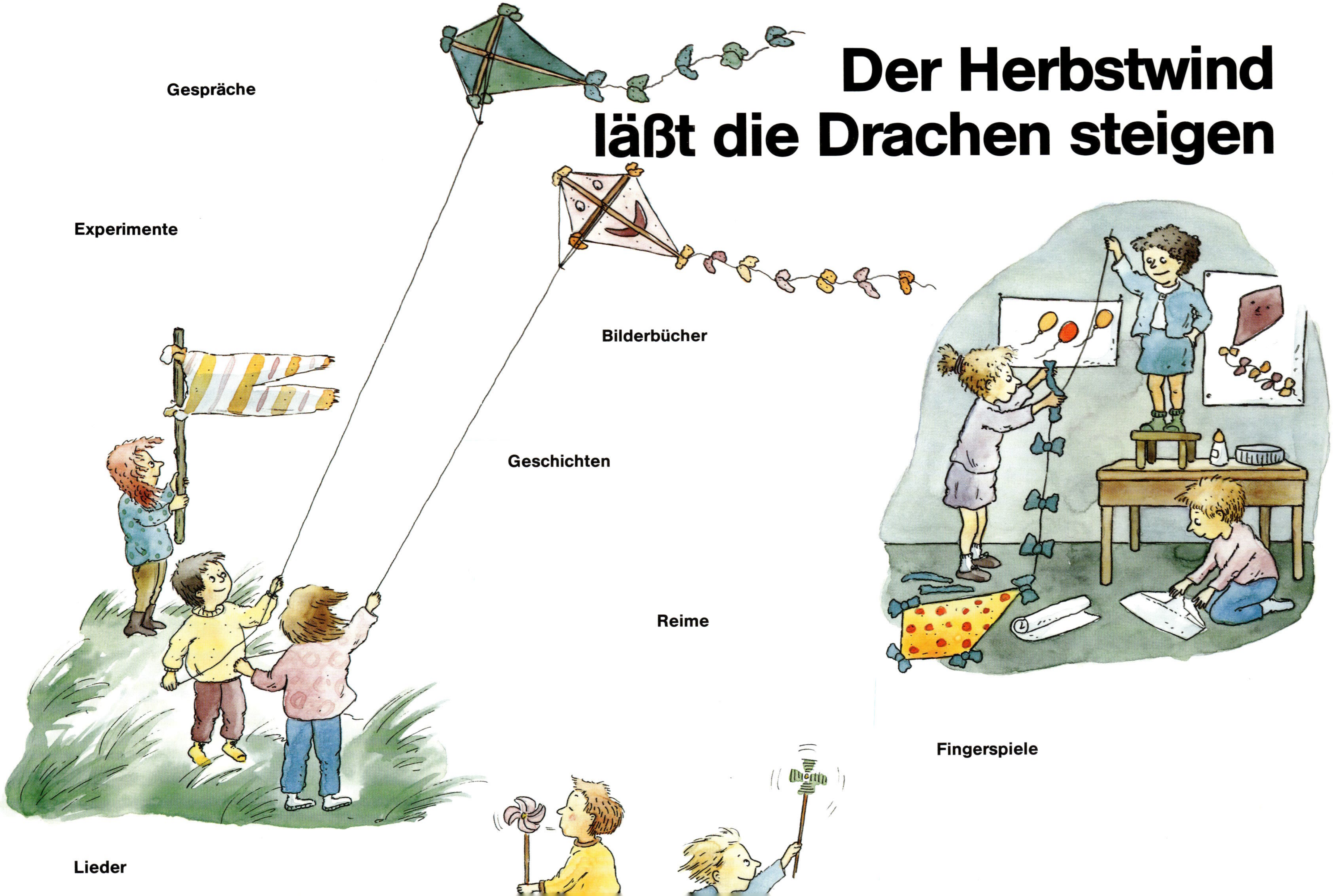

Gespräche

Experimente

Bilderbücher

Geschichten

Reime

Fingerspiele

Lieder

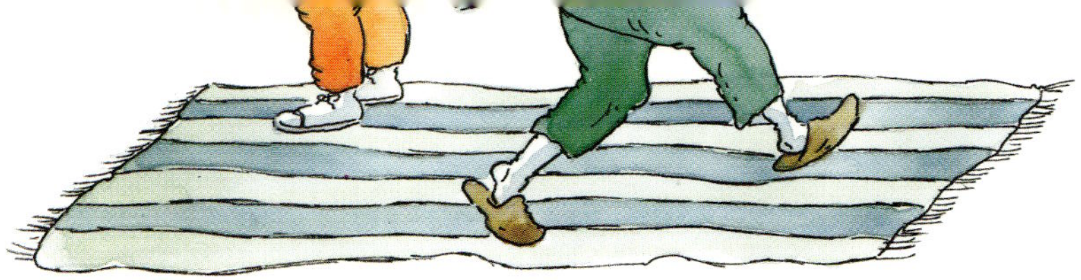

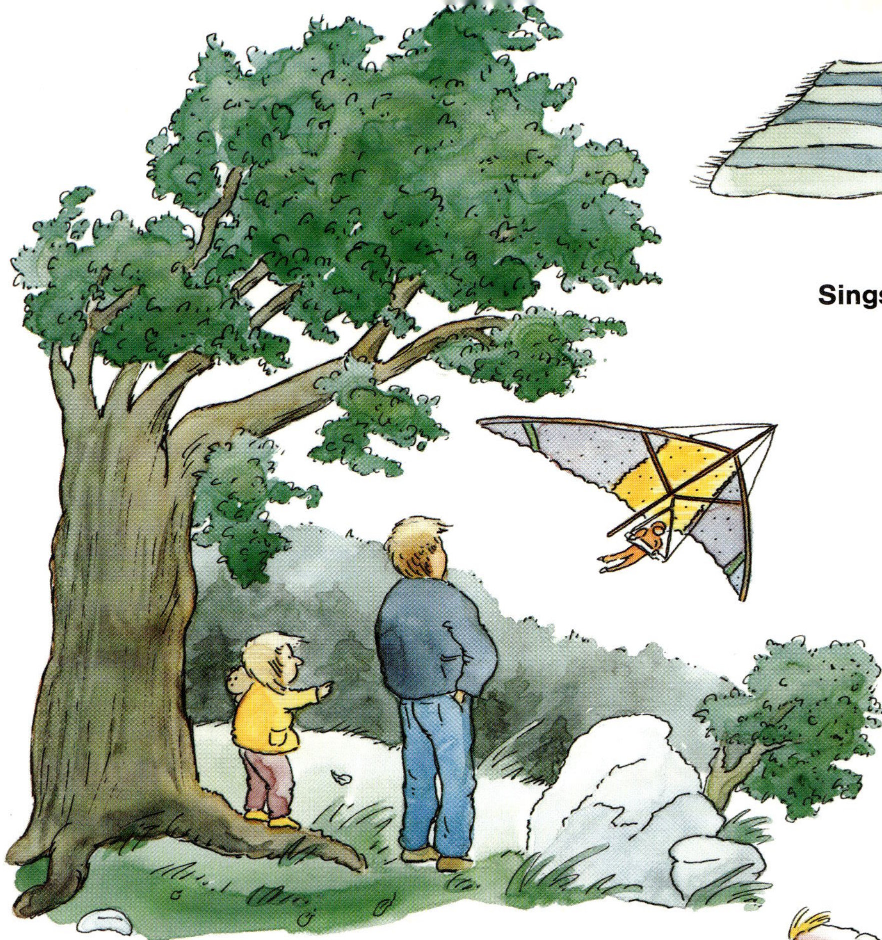

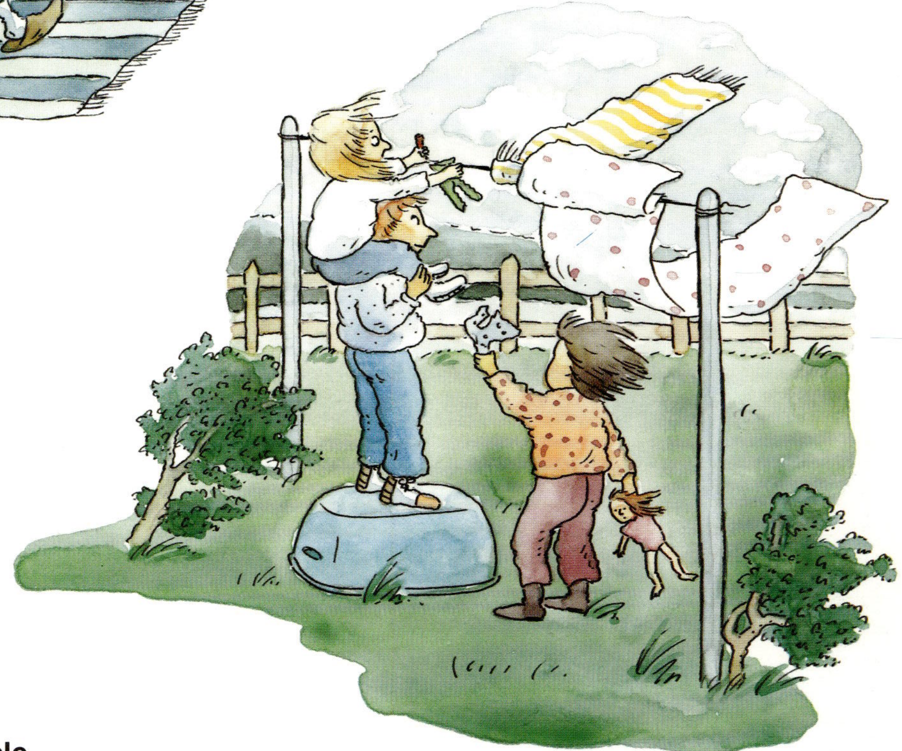

Singspiele

Manuelles Gestalten

Spiele

Spielturnen

Religiöse Erziehung

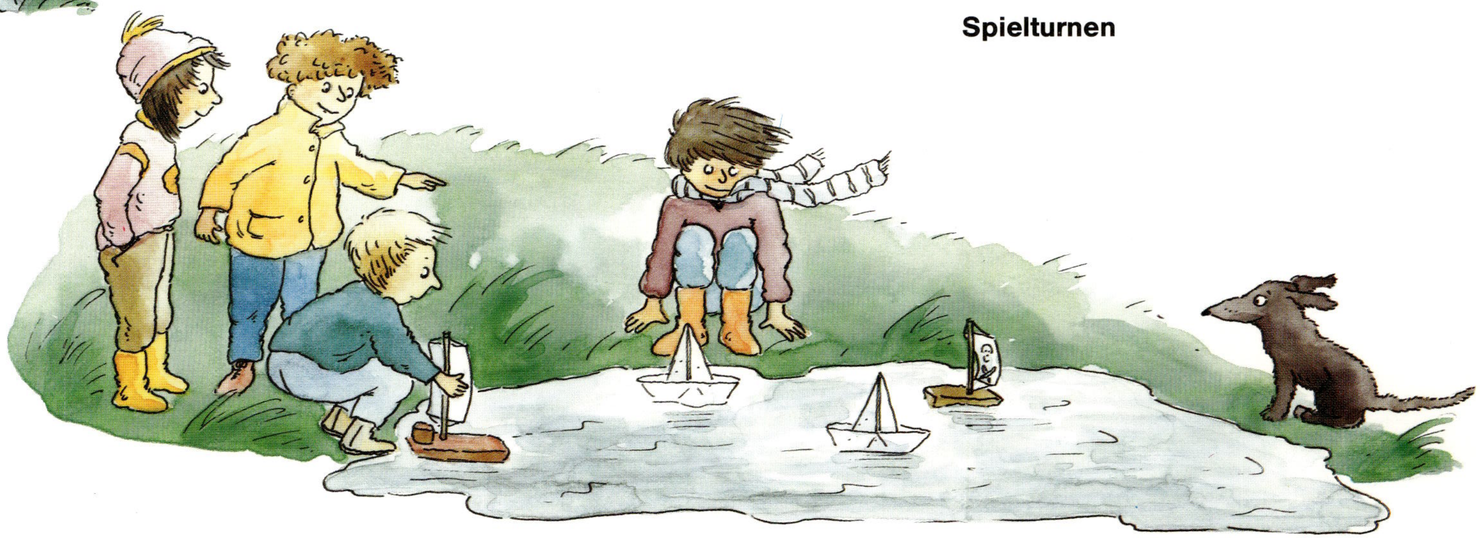

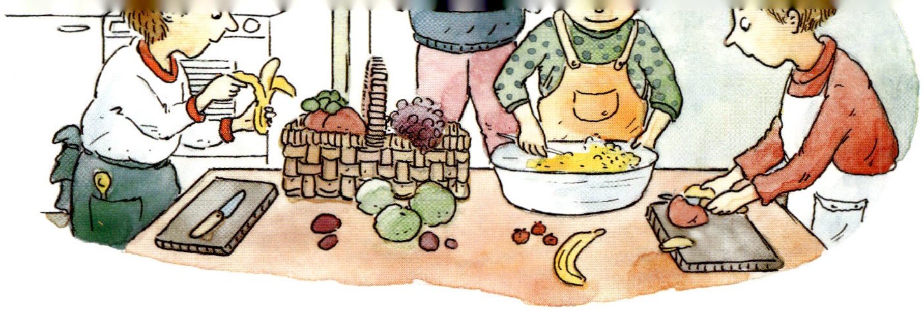

Trostverse

Fingerspiele

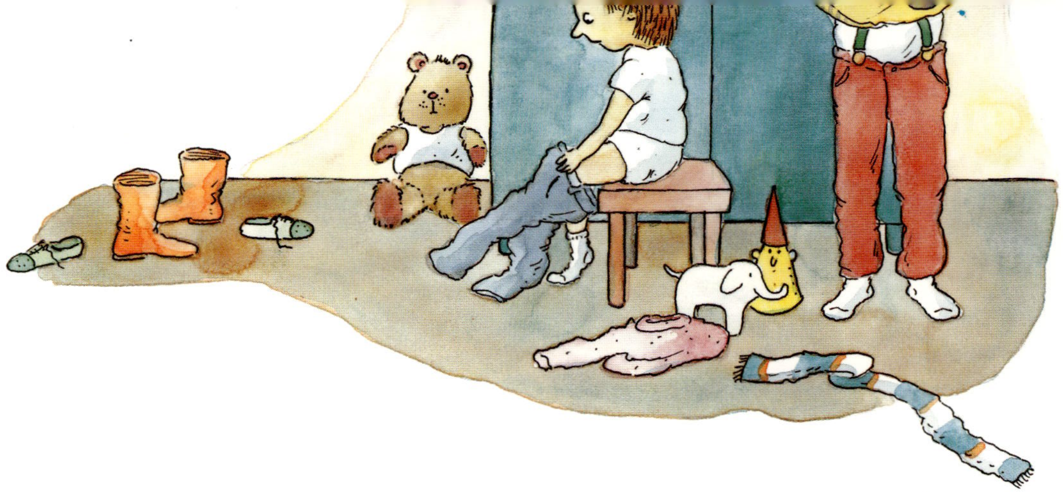

Rätsel

Lieder

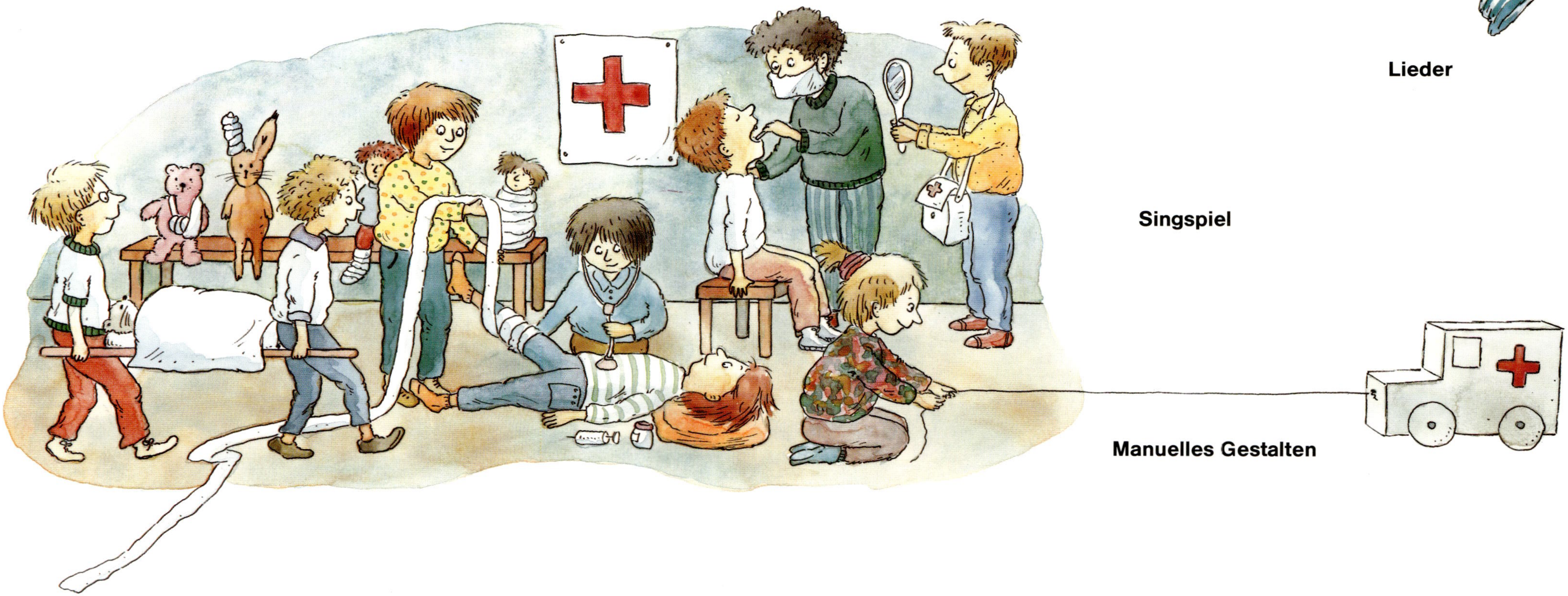

Singspiel

Manuelles Gestalten

Lieder

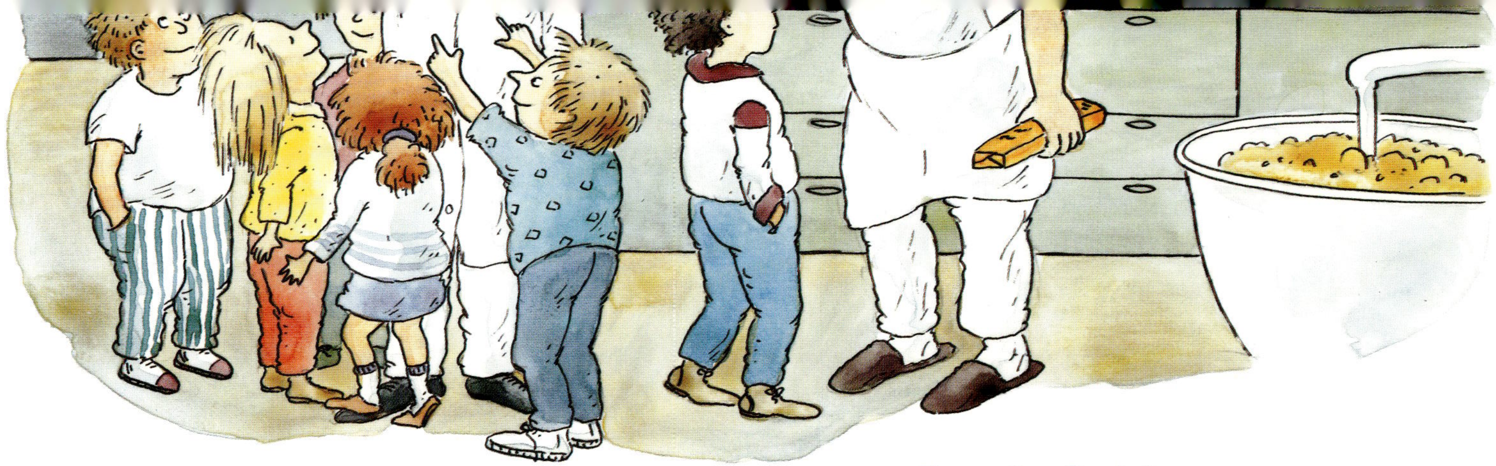

Singspiele

Manuelles Gestalten

Erntetanz

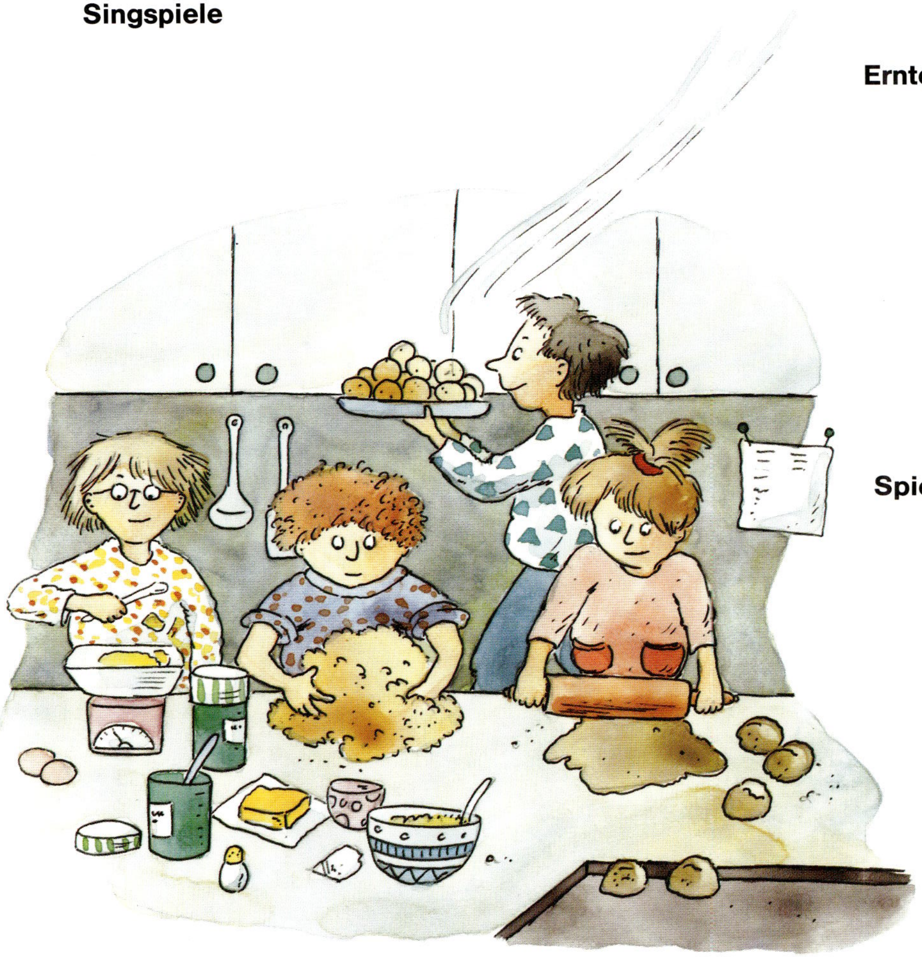

Spiele

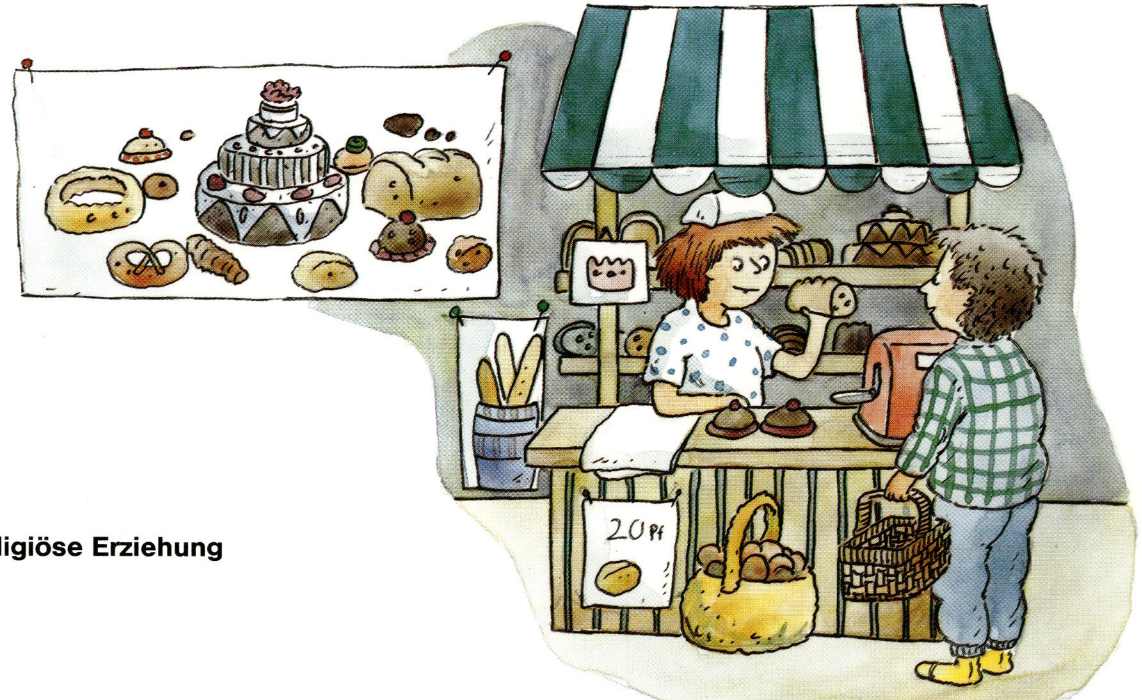

Religiöse Erziehung

Reime

Vor dem Schlafen,
nach dem Essen,
Zähneputzen
nicht vergessen.

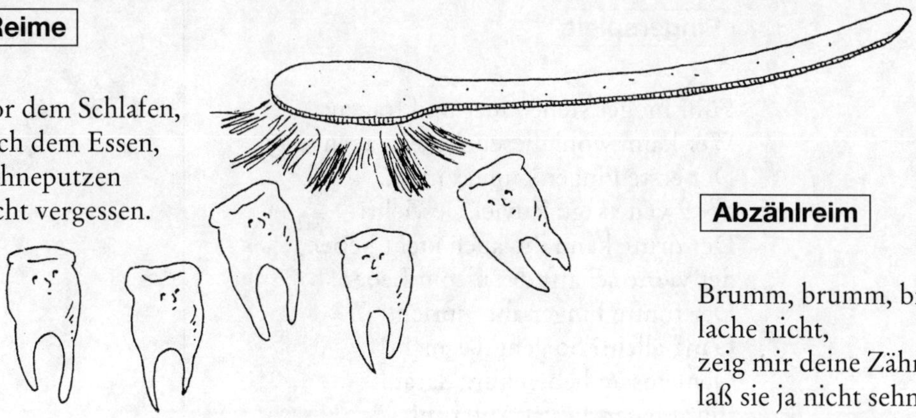

Abzählreim

Brumm, brumm, brumm,
lache nicht,
zeig mir deine Zähne nicht,
laß sie ja nicht sehn,
2, 4, 6, 8, 10,
du darfst gehn.

Vom kranken Püppchen

Püppchen ach, du bist so blaß.
Sag mir nur: Fehlt dir was?
Komm, du wirst ins Bett gesteckt,
reingeschlüpft und zugedeckt!
Wart, ich koch' dem armen Püppchen,
rasch ein feines Hafersüppchen.
Hinterher wird dir dann nützen,
eine Tasse Tee zum Schwitzen.
Bleib im Bett und sei schön brav,
wie im Stall das kleine Schaf.
Wenn ich dich am Abend hol',
bist du wieder pudelwohl.

Zungenbrecher

Ein kranker Krebs kroch
über eine krumme Schraube,
über eine krumme Schraube
kroch ein kranker Krebs.

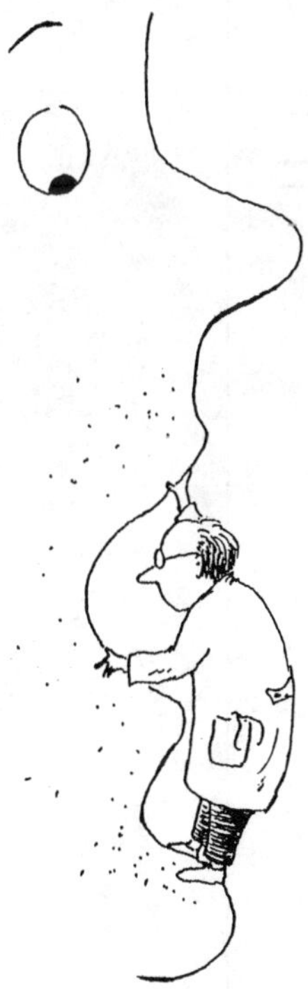

Vom Riesen Timpetu

Pst –
ich weiß was, hört mal zu!
War einst ein Riese Timpetu,
der hat im Schlaf, o weh – o Graus,
im Schlafe nachts verschluckt 'ne Maus.
Er lief zum Doktor Isegrimm:
Ach Doktor, mir geht's gar so schlimm!
Ich hab' im Schlaf 'ne Maus verschluckt,
die sitzt im Leib und kneift und druckt.
Der Doktor war ein kluger Mann,
man sah's ihm an der Brille an.
Er hat ihm in den Hals geguckt,
wie – was 'ne Maus habt ihr verschluckt?
Verschluckt 'ne Miezekatz dazu,
so läßt die Maus euch gleich in Ruh.

*

Das Wasser sagt: „Komm tauch dich ein!"
Die Seife sagt: „Ich mach dich rein."
Die Zahnbürste sagt: „Ich halt' die Zähne dir gesund."
Das Handtuch sagt: „Ich reib' dich trocken."
Der Kamm sagt: „Ich kämme deine Locken."
Der Spiegel sagt: „So soll es sein!
Außen und innen ganz rein, ganz fein."

Trostverse

O Jammer, o je,
mein Zahn tut mir weh.
Juchhe und juchhei,
jetzt ist es vorbei.

*

Wo tut's weh?
Trink ein Schlückchen Tee,
iß ein Löffel Haferbrei,
morgen ist es längst vorbei.

Fingerspiele

Fünf Finger stehen hier und fragen:
Wer kann wohl diesen Apfel tragen?
Der erste Finger kann es nicht,
der zweite sagt: Zuviel Gewicht!
Der dritte kann ihn auch nicht heben,
der vierte schafft das nie im Leben!
Der fünfte Finger aber spricht:
Ganz allein? So geht das nicht!
Gemeinsam heben kurz darauf
fünf Finger diesen Apfel auf.

Die Finger

Text und Melodie: Hans Baumann

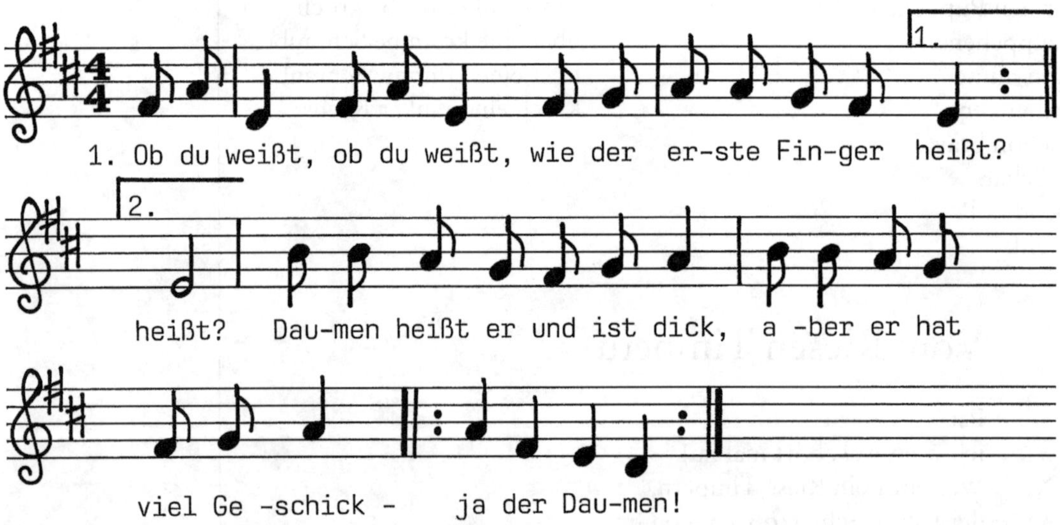
1.
1. Ob du weißt, ob du weißt, wie der er-ste Fin-ger heißt?
2.
heißt? Dau-men heißt er und ist dick, a -ber er hat
viel Ge -schick - ja der Dau-men!

Aus:
Hans Baumann,
„Der Zauberball",
Möseler Verlag,
Wolfenbüttel

2. Ob du weißt, ob du weißt, wie der zweite Finger heißt?
   Zeigefinger, ausgestreckt
   zeigt er, wenn er was entdeckt – Zeigefinger!

3. Ob du weißt, ob du weißt, wie der dritte Finger heißt?
   Mittelfinger, jeder sagt,
   daß er alle überragt – Mittelfinger!

4. Ob du weißt, ob du weißt, wie der vierte Finger heißt?
   Heißt Ringfinger, auf ihm sitzt
   oft ein Ring, der glänzt und blitzt – ja Ringfinger!

5. Ob du weißt, ob du weißt, wie der fünfte Finger heißt?
   Kleiner Finger, ob auch klein,
   will ja gar nicht größer sein – Kleiner Finger!

6. Eine Hand, eine Hand hat fünf Finger, wie bekannt.
   Leben immer ohne Streit,
   alle fünf in Einigkeit – ja, fünf Finger!

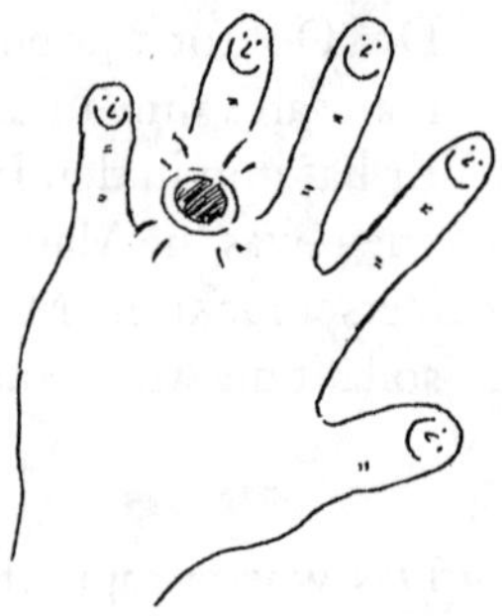

Anmerkungen
Eigene Ideen
Notizen

Lieder

Ich bin groß, du bist groß

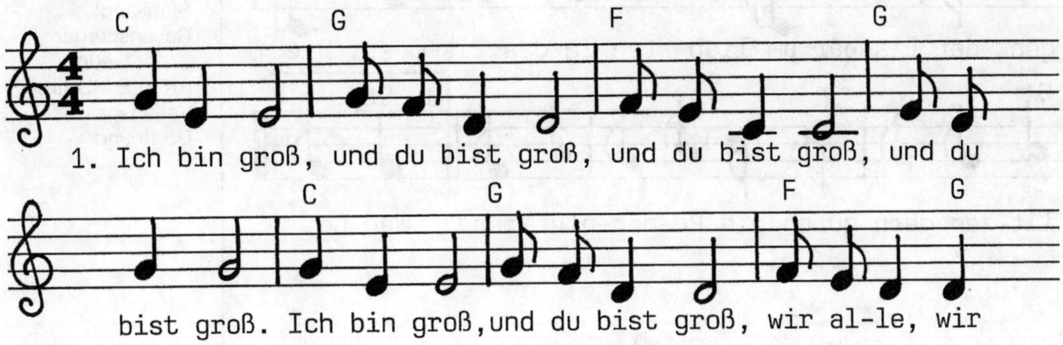
C G F G
1. Ich bin groß, und du bist groß, und du bist groß, und du
C G F G
bist groß. Ich bin groß,und du bist groß, wir al-le, wir

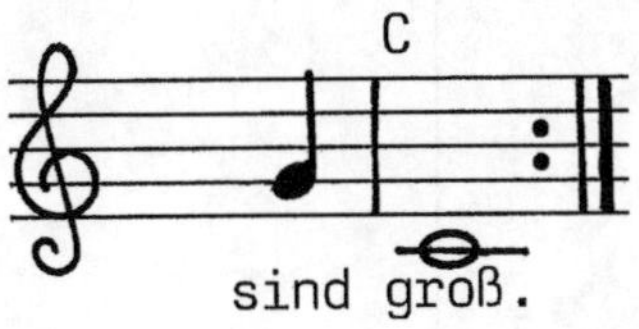
C
sind groß.

2. Ich bin klein ...
3. Ich bin dick ...
4. Ich bin dünn ...
5. Ich bin schief ...
6. Ich bin leis' ...
7. Ich bin laut ...
8. Ich bin satt ...

(läßt sich beliebig fortführen)

Mein Milchzahn

Text und Melodie: Volker Rosin

Aus: Volker Rosin, „Das ist meine Welt", Don Bosco Verlag, München 1990[2], S. 24

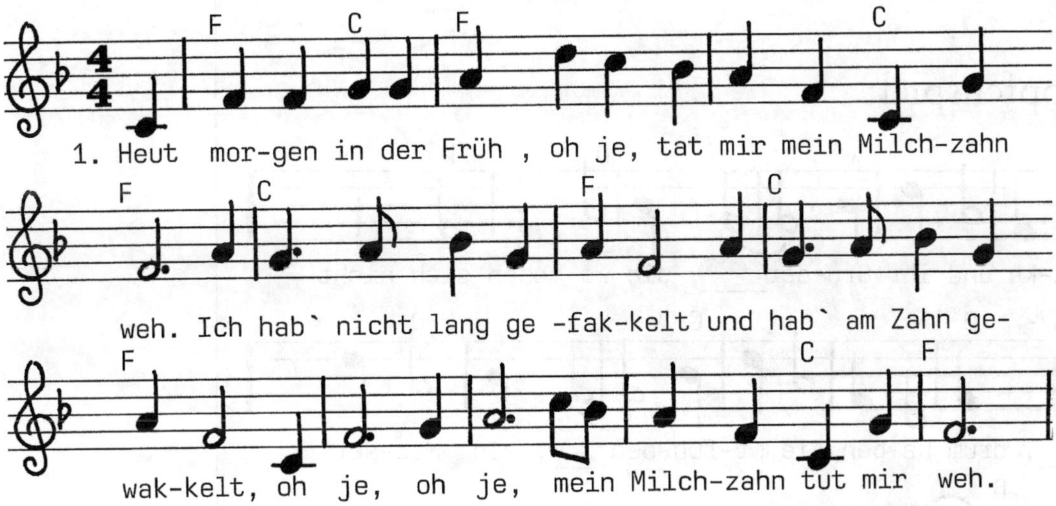
F C F C
1. Heut mor-gen in der Früh , oh je, tat mir mein Milch-zahn
F C F C
weh. Ich hab` nicht lang ge -fak-kelt und hab` am Zahn ge-
F C F
wak-kelt, oh je, oh je, mein Milch-zahn tut mir weh.

2. Am Mittag fiel das Essen schwer,
da half er mir nicht mehr.
Ich hab' nicht lang gefackelt ...

3. Beim Abendessen tat er weh,
mir schmeckte nicht mal Tee.
Ich hab' nicht lang gefackelt ...

Schluß:
Wackel wackel wackel wackel wackel wackel wackel wackel
(leise sprechen)
Oh, Schreck, oh Schreck – mein Milchzahn, der ist weg.
(Melodie vom Refrain, letzte Zeile)

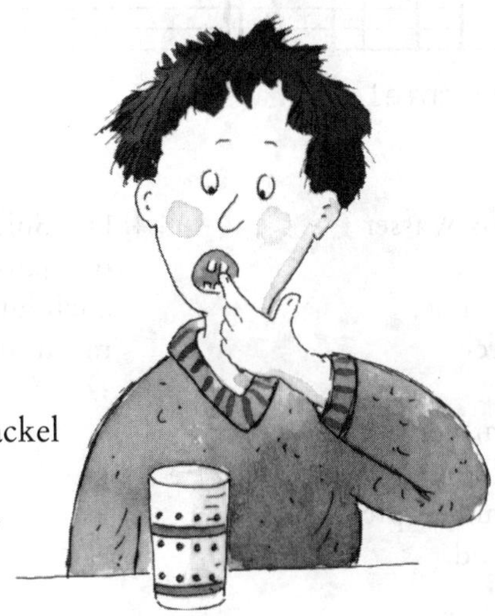

Badelied

Text und Melodie: Klaus W. Hoffmann

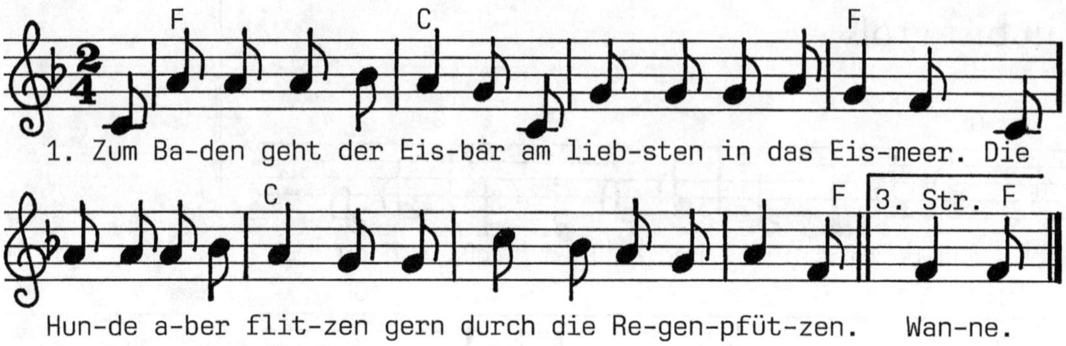
F C F
1. Zum Ba-den geht der Eis-bär am lieb-sten in das Eis-meer. Die
C F 3. Str. F
Hun-de a-ber flit-zen gern durch die Re-gen-pfüt-zen. Wan-ne.

2. Es baden Krokodile
in Afrika – im Nile.
Die Wespe sagt: „Ich bade
gern in der Limonade."

3. Zum Baden geht Christine
mit Puppe Josefine
und Quietsche-Ente Anne
gern in die Badewanne.

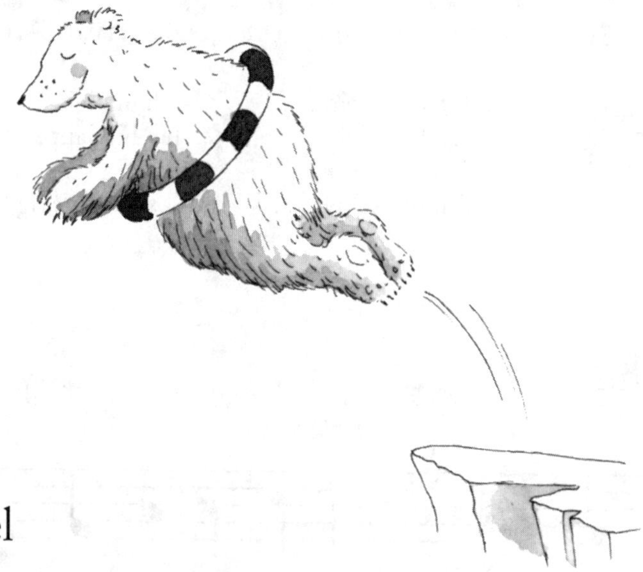

Das Wassertropfenspiel

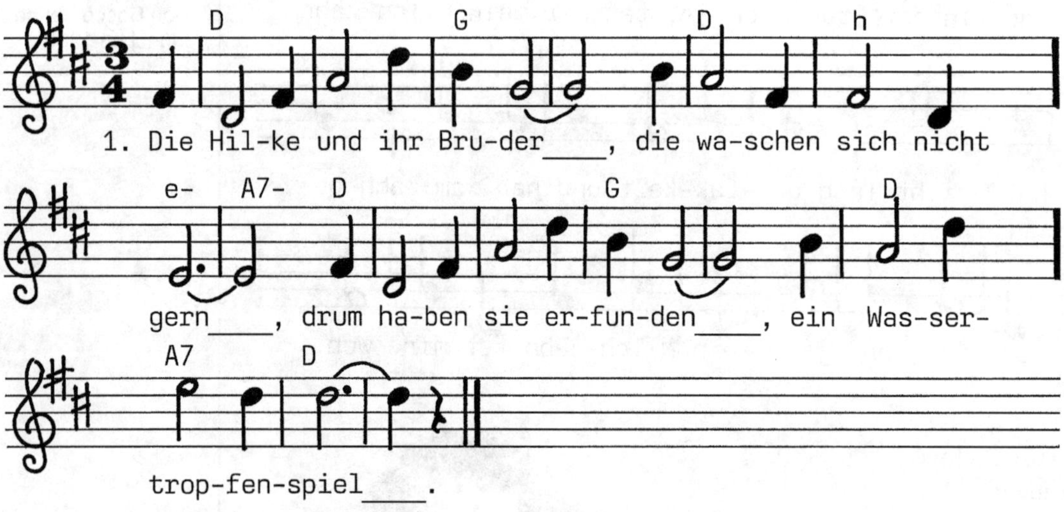
D G D h
1. Die Hil-ke und ihr Bru-der___, die wa-schen sich nicht
e- A7- D G D
gern___, drum ha-ben sie er-fun-den___, ein Was-ser-
A7 D
trop-fen-spiel___.

2. Früh abends läuft das Wasser
zum Baden für sie ein,
sie klettern in die Wanne,
ein jeder setzt sich rein.

3. Dort sitzen sie bewaffnet
mit Löffeln in der Hand
und klau'n sich damit Tropfen,
ein jeder für sein Land.

4. Das Spiel macht gute Laune,
das ganze Bad wird naß,
auch hinterher das Wischen
macht mehr als Waschen Spaß!

Anmerkungen
Eigene Ideen
Notizen

Aus:
Klaus W. Hoffmann,
„Ene, mene, Singsang",
Ravensburger

Anmerkungen
Eigene Ideen
Notizen

Alle Kinder dieser Erde

Text: Lore Kleikamp / Musik: Detlev Jöcker

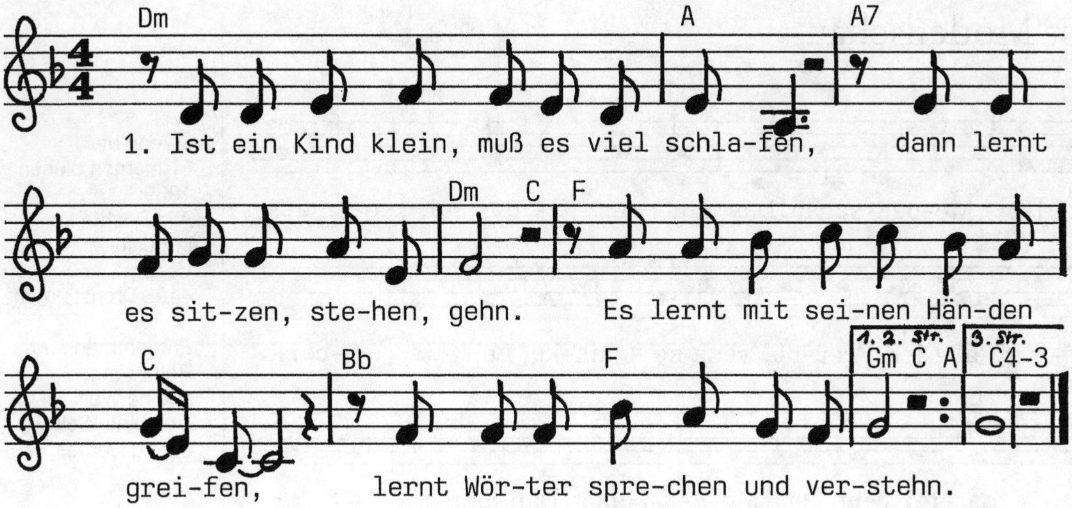
Dm A A7
1. Ist ein Kind klein, muß es viel schla-fen, dann lernt
Dm C F
es sit-zen, ste-hen, gehn. Es lernt mit sei-nen Hän-den
C Bb F
1. 2. Str. Gm C A
3. Str. C4-3
grei-fen, lernt Wör-ter spre-chen und ver-stehn.

Aus:
„Und weiter geht's im Sauseschritt", Menschenkinder-Verlag, Münster

2. Wenn eines krank ist, hat es Schmerzen,
ist eines fröhlich, lacht es laut.
Ist eines traurig, muß es weinen,
hat's dunkle oder helle Haut.

3. Ist eines hungrig, braucht's zu essen,
wenn eines müd' wird, schläft es ein.
Es braucht Verständnis und auch Liebe,
und möchte gerne glücklich sein.

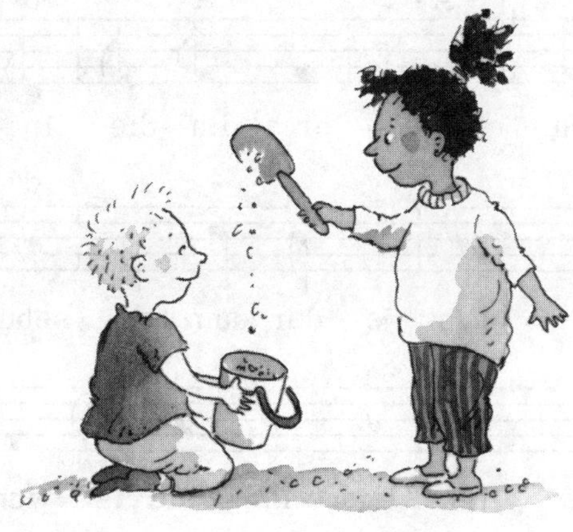

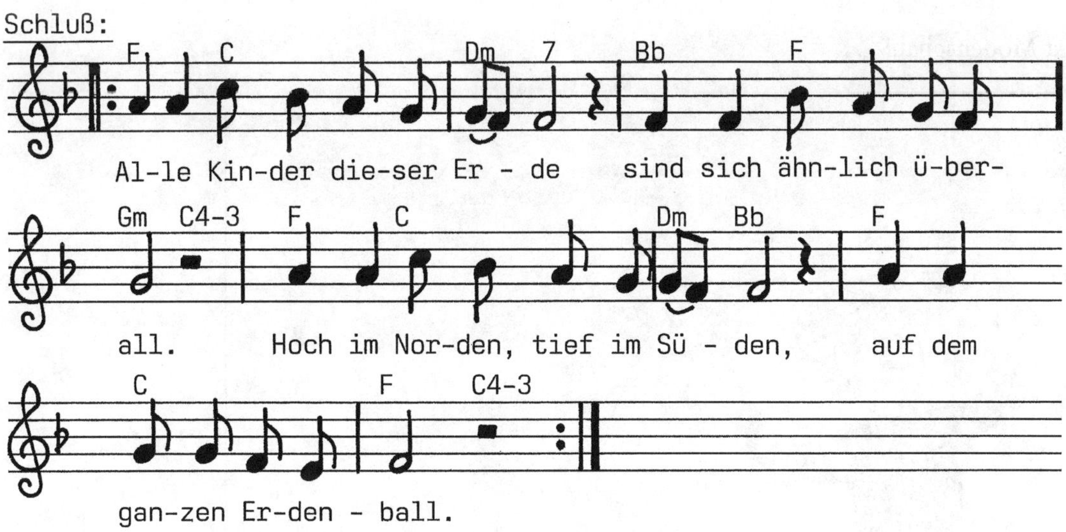
Schluß:
F C Dm 7 Bb F
Al-le Kin-der die-ser Er - de sind sich ähn-lich ü-ber-
Gm C4-3 F C Dm Bb F
all. Hoch im Nor-den, tief im Sü - den, auf dem
C F C4-3
gan-zen Er-den - ball.

Anmerkungen
Eigene Ideen
Notizen

Singspiel

Leute, heut' ist Modenschau

Text: Rolf Krenzer
Musik: Ludger Edelkötter

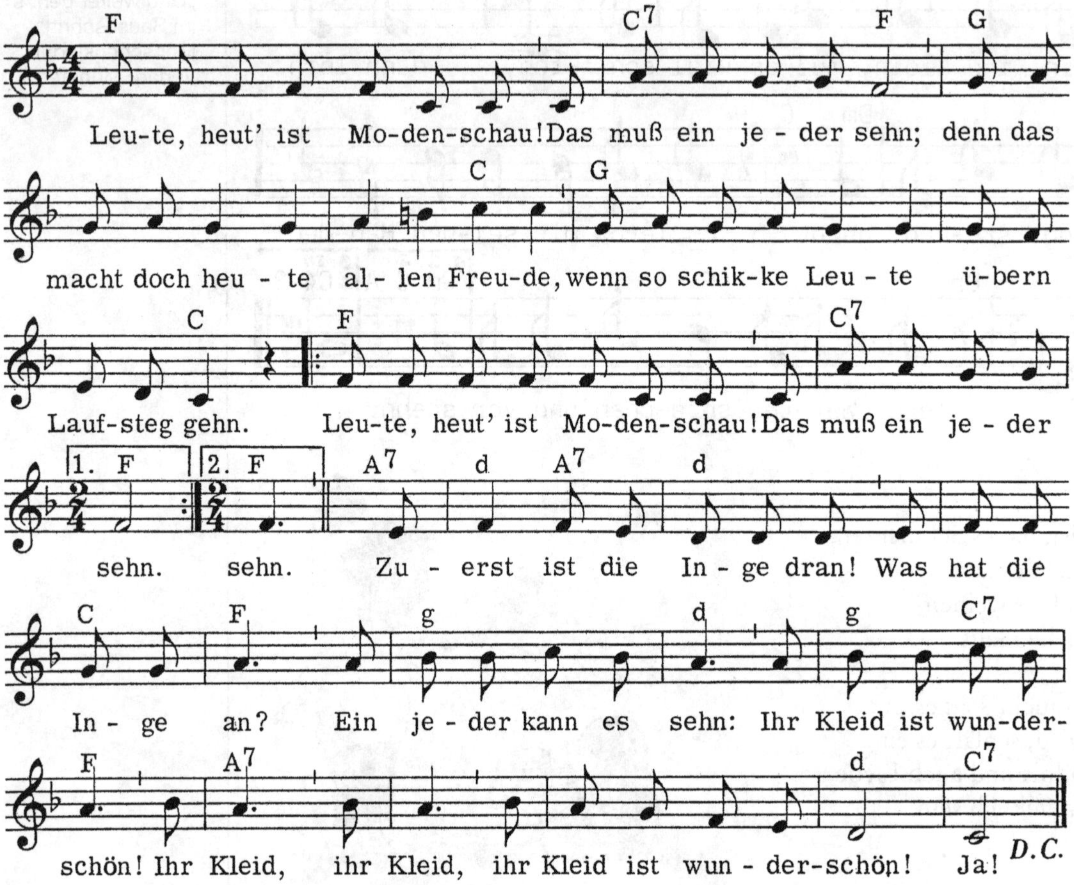
F C7 F G
Leu-te, heut' ist Mo-den-schau! Das muß ein je - der sehn; denn das
C G
macht doch heu - te al - len Freu-de, wenn so schik-ke Leu - te ü-bern
C F C7
Lauf-steg gehn. Leu-te, heut' ist Mo-den-schau! Das muß ein je - der
1. F 2. F A7 d A7 d
sehn. sehn. Zu - erst ist die In - ge dran! Was hat die
C F g d g C7
In - ge an? Ein je - der kann es sehn: Ihr Kleid ist wun-der-
F A7 d C7
schön! Ihr Kleid, ihr Kleid, ihr Kleid ist wun - der-schön! Ja!
D.C.

Refrain: Leute, heut' ist Modenschau! . . .

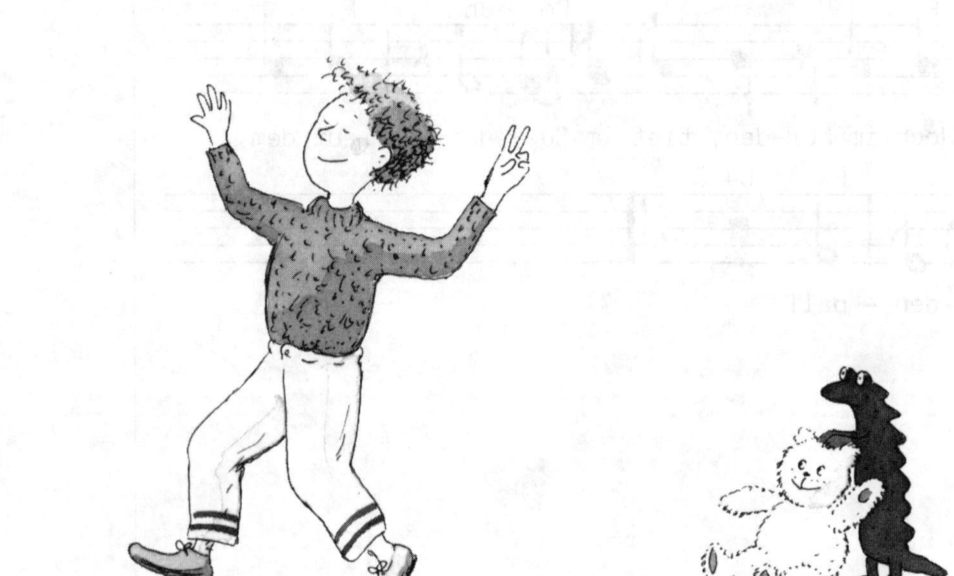

Aus:
„Wenn die Eisblumen blühen", 1989

Entnommen aus:
Rolf Krenzer,
„Deine Welt ist meine Welt",
Verlag Herder

Jetzt ist Karl-Heinrich dran.
Was hat Karl-Heinrich an?
Die Hose ganz in Blau,
das weiß ich ganz genau!

Refrain: Leute, heut' ist Modenschau! . . .
(So nach jeder weiteren Strophe.)

Jetzt ist Charlotte dran.
Was hat Charlotte an?
Ein jeder sagt: „Nanu!"
So schick sind ihre Schuh!

Jetzt ist der Helmut dran.
Was hat der Helmut an?
Ein Mann mit großem Hut,
die Brille steht ihm gut!

Jetzt ist Marita dran,
Was hat Marita an?
Die wunderschöne Frau
kommt heute ganz in Blau!

Es ist der Heinz jetzt dran.
Was hat der Heinz nur an?
Der Mann ist so apart
ihm fehlt nur noch der Bart!

Die Ruth kommt jetzt noch dran.
Was hat die Ruth nur an?
Die Bluse ist kariert,
die wirkt ganz raffiniert!

Der Ludger ist nun dran.
Was hat der Ludger an?
Er führt den Kittel mit,
daß man den Bauch nicht sieht.

Es gibt so viel zu sehn.
Und es will keiner gehn.
Denn Modenschau ist heut',
damit sich jeder freut.

Manuelles Gestalten

Collage

Themen können sein:
Was ich wann anziehe.
Was wir zum Waschen brauchen: für unseren Körper – für unsere Kleidung.
Medikamente gehören nicht in Kinderhände.
Was ich nicht essen und trinken darf.

Zuordnungsspiel

Was gehört zueinander, zum Beispiel:
Sommerkleider – Winterkleider
zur Körperpflege – zur Kleiderpflege
usw.

Malen

Badespaß.
Was ich am Morgen anziehe.
Wenn ich krank bin.

Gemeinschaftsarbeit – schneiden und kleben

Beim Zahnarzt.
Beim Anziehen.

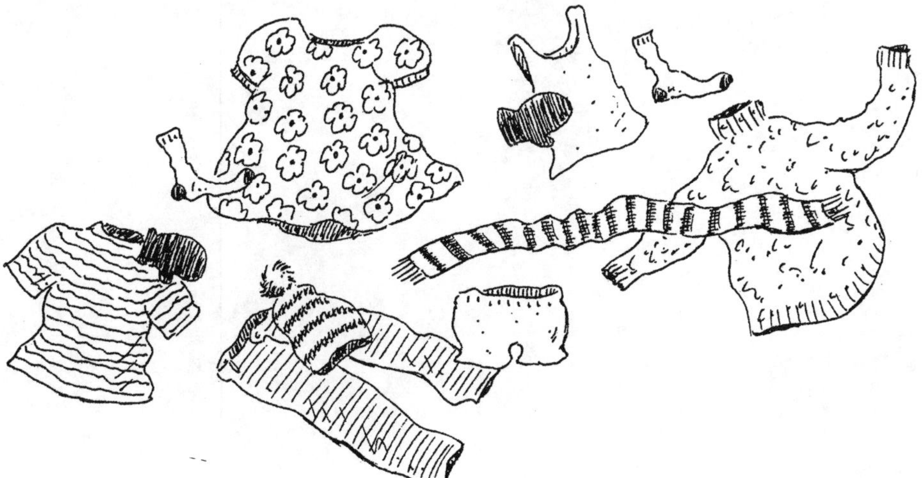

Wir basteln eine Brille

Material:
Hutgummi, stärkeres Papier, Transparentpapier.
Zum Ausschmücken verschiedene Materialien zur Verfügung stellen
(Leder, Stoff, Federn, Perlen usw.).

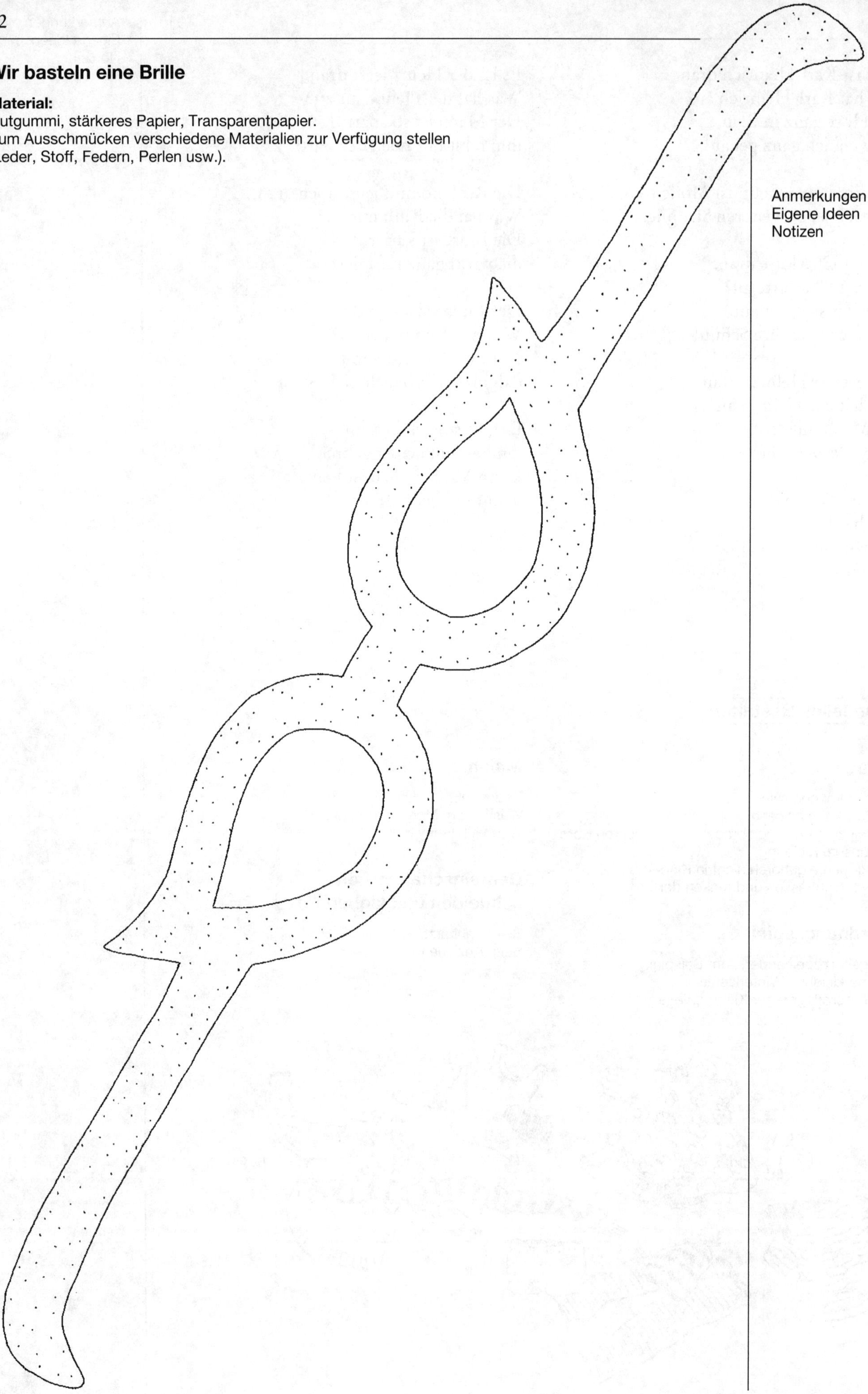

Anmerkungen
Eigene Ideen
Notizen

Anmerkungen
Eigene Ideen
Notizen

Vom Korn zum Brot

Gespräche

Zur Information

- Vom Korn zum Mehl.
  Von der Aussaat über das Keimen, Wachsen, Blühen, Reifen, Abmähen, Dreschen und Mahlen.
- Das Getreide wird auf Feldern großflächig angebaut. Die Feldarbeit wird überwiegend mittels Maschinen betrieben: Pflug, Egge, Fräse, Kultivator, Sämaschine, Spritzmaschine, Düngestreuer, Mähdrescher.
- Das Getreide bildet eine Grundlage unserer Ernährung. Hier kann man den Kindern den Zusammenhang zwischen Pflanzenanbau und unserer Ernährung anschaulich machen.
- Das Getreide wird weltweit angebaut und ist wegen seiner guten Lagerfähigkeit das ganze Jahr über verfügbar.
- Unser Getreide wurde aus Wildgräsern gezüchtet und hat wie sie lange, schlanke Halme, die sich bei Wind biegen, anstatt zu brechen.
- Getreidekörner enthalten viele lebensnotwendige Vitamine (u. a. B-Vitamine), Mineralstoffe (z. B. Kalium, Magnesium . . .), pflanzliches Eiweiß, geringe Mengen an Fett und reichlich Kohlenhydrate. Wichtig sind auch die reichlich vorhandenen Ballaststoffe.

  Diese Stoffe sind überwiegend im Vollkornmehl enthalten. In Auszugsmehl (Weißmehl) hat man durch das Ausmalen einen großen Verlust dieser wichtigen Lebens- und Nährstoffe.
- Die gebräuchlichen Getreidesorten sind: Weizen, Roggen, Gerste, Hafer, Hirse, Reis, Mais, und als Körnerfrucht auch Buchweizen.

Weizen ist das wichtigste Backgetreide.
Weizenmehl eignet sich für jede Art von Backwaren und Nudeln. Weizenschrot kann für Müsli, Grütze, Aufläufe usw. verwendet werden.

Roggen wird überwiegend zum Backen von Brot und Brötchen verwendet (Sauerteig).

Gerste ist bekannt in Form von Graupen als Suppeneinlage.
In der Vollwertküche verwendet man ganze Körner für Salate und Aufläufe. Durch das Keimen entsteht Malz, das dem Bier seine Würze gibt und durch Hefezusatz gärt (Gerstensaft). Gerste ist auch Grundstoff für Malzextrakt und Malzkaffee. Ferner dient sie als Viehfutter.

Hafer ist ernährungsphysiologisch besonders wertvoll, da er mehr Eiweiß, Vitamine und Mineralstoffe enthält als die anderen Getreidearten, außerdem heilsame Schleimstoffe für Magen und Darm. Hafer wird zu Haferbrei aus Haferflocken oder zu Frischkornmüsli (Hafer hat eine bedeutend kürzere Quellzeit als Weizen) verwendet. Ganze Körner lassen sich wie Reis kochen. Er ist ein wichtiges Futtergetreide (Pferde). Hafer bildet keine Ähren, sondern Rispen.

Hirse enthält viele Mineralstoffe (vor allem Flour, Kieselsäure, Eisen und Magnesium). Vor allem die ganzen Körner werden ähnlich wie Reis süß (Hirsebrei) oder pikant verwendet. Sie hat buschige Rispen.

Dinkel wurde im Mittelalter fast überall bei uns angebaut. Aus Dinkelmehl bekommt man ein lockeres Brot. Lange Zeit war es die Grundlage für schwäbische Spätzle.

Grünkern ist nicht ganz ausgereifter Dinkel, der durch „darren" (rösten) seine leichte olivgrüne Färbung und sein würziges Aroma erhält.

Reis ist Grundnahrungsmittel in vielen Teilen der Welt. Es gibt rund 8000 Reisarten. Man unterscheidet ihn nach der Form seiner Körner in Rundkorn-, Mittelkorn- und Langkornreis. Parboiled Reis wird dampfdruckbehandelt und dann geschält. Er enthält wie Weißreis weniger Ballaststoffe, jedoch noch immerhin rund 80% der Vitamine und Mineralstoffe.

Mais träge als Frucht große dicke Kolben mit Körnern. Aus Körner- oder Feldmais werden Mehl, Grieß und Stärke, sowie Cornflakes hergestellt. Er dient auch als Futtermais. Aus Puffmais macht man Popcorn. Zucker- oder Gemüsemais, der wie Feldmais aussieht, jedoch weißer und süßer ist, schmeckt gedünstet und auch roh. Maismehl eignet sich nur in Mischung zum Backen.

Buchweizen ist in seiner Zusammensetzung ähnlich wie Getreide und wird auch so verwendet. Die Körner sehen aus wie Mini-Ausgaben von Bucheckern (Name). Die Körner kann man wie Reis verwenden. Grütze eignet sich für Breie und Suppen. Bekannt sind Buchweizen-Pfannkuchen (russisch: Blinis). Zum Backen ist das Mehl nicht geeignet.

Quinoa, eine wiederentdeckte Pflanze der Inkas, die wie Buchweizen kein Getreide ist, jedoch auch so verwendet wird, beispielsweise wie Reis. Sie ist besonders eiweißreich und enthält viele Mineralstoffe und Vitamine. Das Mehl eignet sich zum Backen.

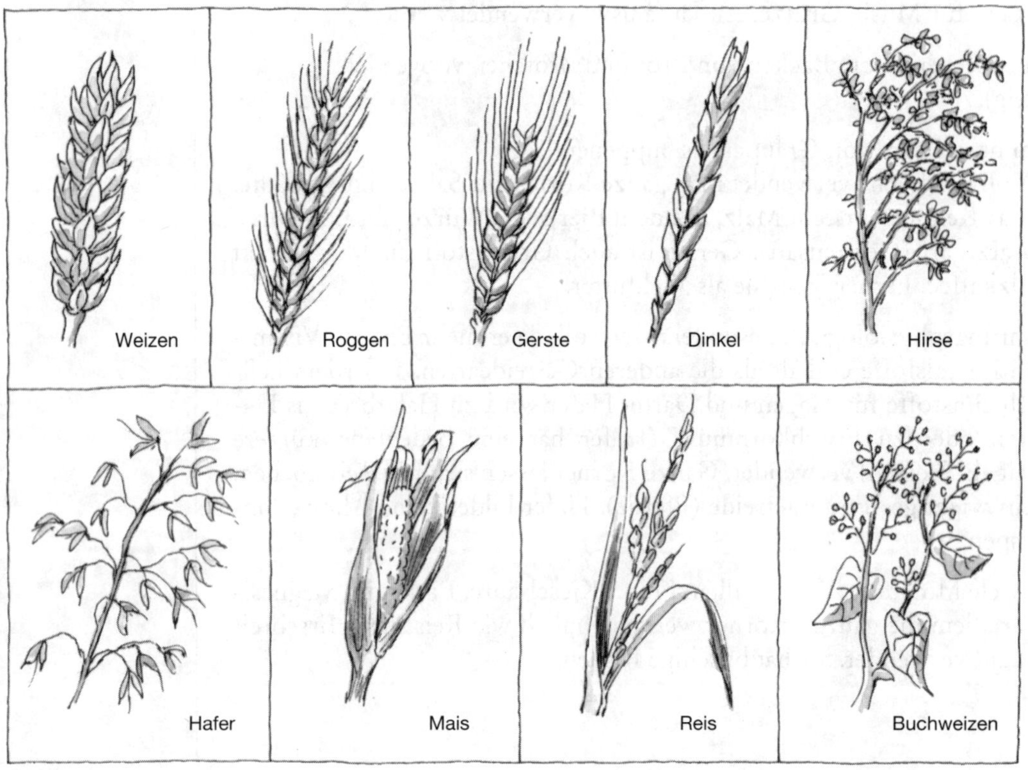

Über das Brot

Seit Urzeiten war Getreide die Grundlage menschlicher Ernährung. Die körnertragenden Gräser wurden bereits vor Jahrtausenden von seßhaftgewordenen Menschen aus Wildgräsern gezüchtet und angebaut. Getreide ließ sich lagern und reichte, falls genügend vorhanden, bis zur nächsten Ernte.
Anfangs wurde es hauptsächlich in Form von unerhitztem Brei aus zerriebenen oder gemahlenen Körnern verzehrt. Später gab es den durch Luft oder Sonne getrockneten Fladen. Man vermutet, daß das gebackene Brot zufällig entstand, als eine Portion Brei in die heiße Asche fiel. Das mit Sauerteig gebackene Brot entstand erst vor 6000 Jahren in Ägypten.
Bis zum Ende des 19. Jahrhunderts verzehrte der überwiegende Teil der Bevölkerung Vollgetreide (Die feinen weißen Brote waren den Fürsten und als Opfergabe für die Götter vorbehalten).
Im Zuge der industriellen Entwicklung, der Entstehung von Großstädten und der Einrichtung großer Mühlenbetriebe entstand beim Vollkornmehl das Problem der längeren Lagerung. Vollkornmehl wird relativ schnell ungenießbar.
Nur noch der isolierte Stärkekern wurde zu Mehl vermahlen. So entstand aus dem Vollkornmehl das heutige Auszugsmehl.
In den letzten Jahren wurde die Bedeutung des Vollkornmehls für unsere Ernährung neu entdeckt (es enthält wesentlich mehr Vitamine und Mineralstoffe als Auszugsmehl).
In vielen Familien findet man deshalb Getreidemühlen, da nur, wie bereits erwähnt, das frisch gemahlene Getreide alle wichtigen Nähr- und Vitalstoffe enthält.
Das Brot ist in vielen Ländern der Erde das wichtigste Lebensmittel, denn es enthält fast alle Stoffe, die ein Mensch für seine Ernährung und seine Gesundheit braucht.

Ausgang

Wir machen einen Besuch:

In einer Mühle.

In einer Bäckerei.

Der Besuch in einer Bäckerei muß gut vorbereitet werden. Zuvor Absprache über Zeit und Umfang der Führung. Sie sollte in keinem Groß-, sondern möglichst in einem Familienbetrieb stattfinden.
Nicht jede Bäckerei ist geeignet oder bereit, ihren Arbeitsablauf für eine gewisse Zeit „durcheinanderbringen“ zu lassen.
Dennoch wird sich eine Backstube finden, in der die Kinder die Zubereitung und Fertigstellung von Backwaren miterleben können.
Vielleicht gibt es auch die Möglichkeit, daß mit den Kindern gebacken wird. Die großen Teigschüsseln, Rührgeräte, Backbleche und Öfen, sowie die Tatsache, daß der Bäcker den Großteil seiner Arbeit schon geschafft hat, wenn die Kinder morgens aufstehen, werden einen bleibenden Eindruck hinterlassen.

Wir machen einen Spaziergang:

Über Feldwege durch Kornfelder.

Nach der Ernte über Stoppelfelder.

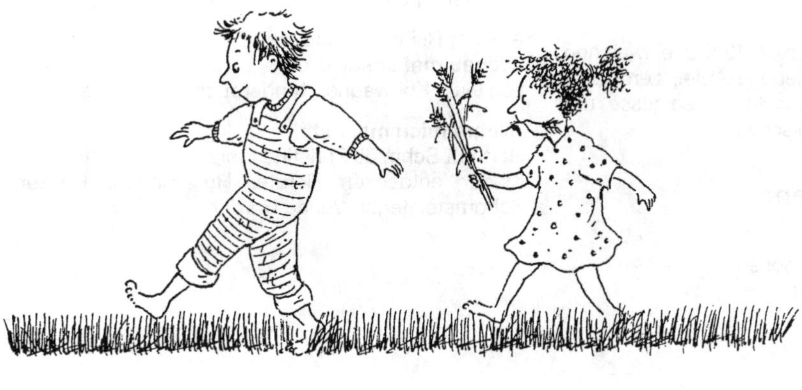

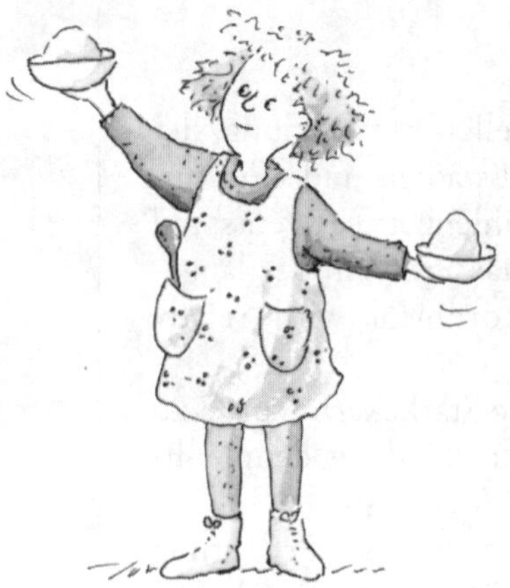

Rezepte

Vollkornbrot – Vollkornbrötchen

Zutaten:
2 kg Weizen
1 Handvoll Sesam
1 Handvoll Leinsaat
2 gestr. Eßlöffel Salz
3 Hefe oder Trockenhefe
gut 1 1/4 l Wasser

Zubereitung:
Den frisch gemahlenen Weizen mit dem Sesam und der Leinsaat in eine Schüssel geben.
Die Hefe in Wasser auflösen. Wasser, Hefe und Salz dazugeben und 15 Min. gut kneten.
20 Min. gehen lassen, danach nochmals durchkneten.
Für Brot den Teig eventuell in eine Kastenform füllen.
Ein mit Wasser gefülltes Gefäß in den Backofen stellen.
Im vorgeheizten Backofen auf 250° C 30 Min., dann bei 200° nochmals 30 Min. backen.
Wenn man aus dem Teig Brötchen bäckt verkürzt sich natürlich die Backzeit. (Sie brauchen ca. 20 Min.)

Wir machen Popcorn

Vollkornwaffeln oder Vollkornpfannkuchen

Waffelrezept siehe Heft 1, Seite 32.

Salat mit gekeimten Körnern

Frischkornmüsli

Frisch geschrotetes Getreide ca. 12 Std. einweichen. Vor dem Essen frisch geriebene Äpfel, zerdrückte Bananen, Zitronensaft, gehackte Haselnüsse und geschlagene Sahne untermischen.

Reissalat mit Früchten

Zutaten:
Vollkornreis (250 g für 4 Personen)
Früchte – je nach Jahreszeit
etwas Apfelsaft
125 g Sahne

Zubereitung
Das kleingeschnittene Obst mit dem gekochten und abgekühlten Reis vermengen. Sahne mit etwas Apfelsaft verrühren.
Die ungeschlagene Sahne über den Salat gießen, vermengen und ca. 1 Std. ziehen lassen.

Hirsebrei

250 g Hirse gründlich mit heißem Wasser waschen. Mit 1 l kaltem Wasser oder Wasser-Milch-Gemisch ansetzen und 20 Min. leicht kochen und ausquellen lassen.
Gut würzen z.B. mit Käse, Sauerrahm, Curry, frischen Kräutern . . .

Süßer Brei kann mit Rosinen, Honig, Vanille, Apfelmus . . . zubereitet werden.

Apfelreis (4 Pers.)

Zutaten:
250 g Reis
1 l Wasser
1 Pfd. säuerliche Äpfel
60 g Zucker (4 Eßl.)
1 Prise Salz
abgeriebene Schale von 1/4 Zitrone
1 Kfl. Margarine / Butter
2 Kfl. Zucker

Zubereitung:
Reis waschen; 1 l Wasser + 1 Kfl. Butter und eine Prise Salz unter Rühren zum Kochen bringen.
Danach auf kleiner Hitze ca. 20 Min. quellen lassen.
Äpfel waschen, schälen, Kerngehäuse entfernen und in Scheiben schneiden.
Ist der Reis gar, wird er gesüßt und die Äpfel hineingerührt.
Das ganze 1/2 Std. auf ausgeschalteter Herdplatte ziehen lassen.
Dazu schmeckt Zimtzucker.

Bilderbücher

„Vom Korn zum Brot“
von Ali Mitgutsch. Sellier Verlag

„Frederick“
von Leo Lionni. Verlag Middelhauve

„Komm und schau mit uns auf das Feld“
von Brigitte Trinkl / Reingard Kopsa. Verlag Breitschopf

„Das Kornfeld“
von Heiderose und Andreas Fischer-Nagel. Kinderbuchverlag Luzern

Aus der Reihe: „Schau mal“
„Schau mal unser Brot“
von Gabi Kohwagner. Kinderbuchverlag Luzern

„Nimm mich mal mit“
Hartmut Schmidt/Christine Merz
Kinder entdecken Berufe. Hufschmied, Bäcker, Schornsteinfeger. Verlag Herder

Anmerkungen
Eigene Ideen
Notizen

Geschichte

Die Geschichte vom Hamster

Einmal hat ein Hamster ein Feld mit vielen guten Körnern gefunden. Er hat sich die Backentaschen vollgestopft und ist zu seinem Bau gelaufen und hat die Körner in seiner Vorratskammer ausgespuckt. So ist er zehnmal hin- und hergelaufen, dann war die Vorratskammer voll, und der Hamster war müde. Aber er hat gedacht: „Eine Vorratskammer voll Körner ist gut, aber zwei sind besser." Schnell hat er eine neue Vorratskammer gegraben und ist wieder hin- und hergelaufen und hat Körner und Körner herangeschleppt. Dann war auch die andere Vorratskammer voll, und der Hamster war so müde, daß er kaum noch laufen konnte. Aber er hat gedacht: „Zwei Vorratskammern voll Körner sind sehr gut, aber drei sind bestimmt noch besser!" Er hat also wieder eine Vorratskammer gegraben und noch mehr und noch mehr Körner geholt. Als dann die dritte Vorratskammer voll war, haben immer noch viele Körner auf dem Feld gelegen. Der Hamster wollte sie alle haben. Jetzt konnte er aber nicht mehr graben, er war zu müde. Er hat die letzten Körner einfach in seine Schlafkammer getragen. Aber auf einmal war es Winter, und alle Hamster sind in ihren Bau gekrochen und haben geschlafen. Nur der eine Hamster konnte nicht schlafen. Bis zum Hals hat er in seinen Körnern gesessen!

Ursula Wölfel

Aus:
Ursula Wölfel,
„Siebenundzwanzig Suppengeschichten",

Weitere Geschichten

„Der dicke, fette Pfannekuchen"
siehe Heft 1, Seite 33

„Eva bäckt Brot",
in: Rolf Krenzer, „Die Herbstzeit im Kindergarten",
Verlag E. Kaufmann, Lahr

Reime

Das Brot

Wenn ich ein Bäcker wäre,
dann gäb' es keine Not;
dann büke ich für alle Welt
ein riesengroßes Brot.

Das Brot wär' wie die Sonne,
so golden, so voll Duft.
Es kitzelte die Nase
wie süße Frühlingsluft.

Und es ernährte viele,
ob jung, ob alt, ob arm,
von Indien bis nach Chile,
auch manchen Vogelschwarm.

Das wär' ein großes Datum,
das man im Kopf behält:
Der Tag-ohne-den-Hunger,
der schönste Tag der Welt.

Wie das Finklein das Bäuerlein im Scheuerlein besucht

Bäuerlein, Bäuerlein, tik, tik tak,
hast nen großen Hafersack,
hast viel Weizen und viel Kern
Bäuerlein, hab dich gar zu gern!

Bäuerlein, Bäuerlein, tik, tik tak,
komm zu dir mit Sack und Pack,
komm zu dir nur, daß ich lern,
wie man ausdrischt Korn und Kern.

Bäuerlein, Bäuerlein, tik, tik tak,
ei, wie ist denn der Geschmack,
von dem Korn und von dem Kern,
daß ich's unterscheiden lern.

Bäuerlein, Bäuerlein spricht und lacht:
Finklein, nimm dich nur in acht,
daß ich, wenn ich dresch und klopf,
dich nicht treff auf deinen Kopf!

Komm herein und such und lug,
bis du satt hast und genug;
daß du nicht mehr hungrig bist,
wenn das Korn gedroschen ist.

Friedrich Güll

Wir dreschen

Wir dreschen, wir dreschen,
wir dreschen das Korn,
und sind wir am Ende,
beginnen wir von vorn.

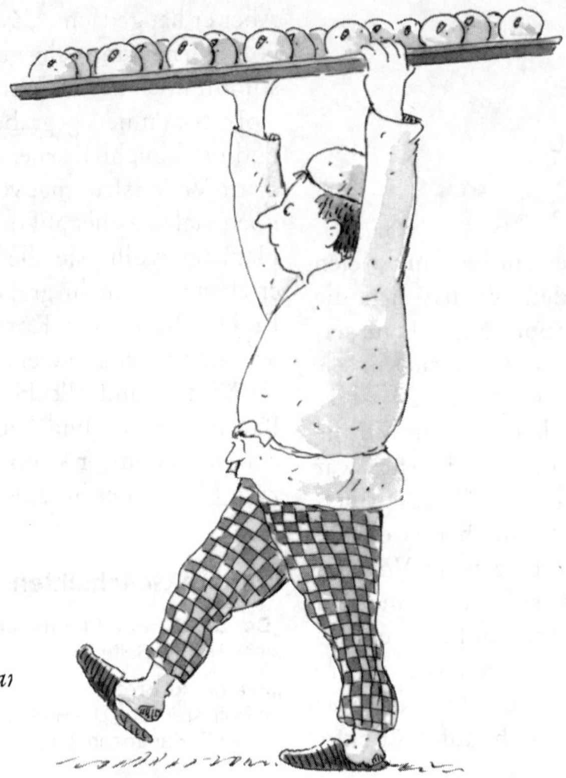

Das Korn

Der Bauer baut mit Müh und Not
das Korn für unser täglich Brot.
Zum Müller wird das Korn gebracht
und feines Mehl daraus gemacht.
Der Bäcker nimmt das Mehl ins Haus
und bäckt im Ofen Brot daraus.
Die Mutter streicht noch Butter drauf
und wir, wir essen alles auf.

Johannes Trojan

Das Brot

Als Körnlein gesät,
als Ähre gemäht,
gedroschen im Takt,
gesiebt und gesackt,
dann hurtig und fein
gemahlen von Stein,
geknetet
und gut gebräunt in der Glut.
So liegt es blank und frisch
als Brot auf unserem Tisch.
Laßt uns, eh wir es brechen,
den Segen sprechen.

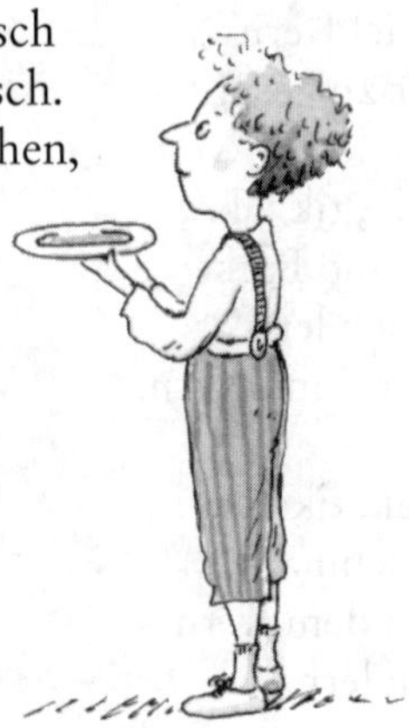

Rätsel

Vom Felde kommt es in die Scheune,
in der Mühle zwischen zwei Steine,
als Teig in die große Glut,
den hungrigen Kindern schmeckt es gut.
(Getreidekörner)

Es steht auf einem Berg,
hat Füße und geht nicht,
hat Flügel und fliegt nicht
und bleibt immer auf einer Stelle. (Windmühle)

Höre Bäck,
hast 'nen Weck?
Schieb ihn rein,
back ihn fein,
laß ihn nicht verbrennen,
daß wir ihn essen können.

Abzählreime

Ich und du,
Bäckers Kuh,
Müllers Esel,
der bist du.

*

Bizel, bezel,
wer backt Brezel,
wer backt Kuchen?
Du mußt suchen!

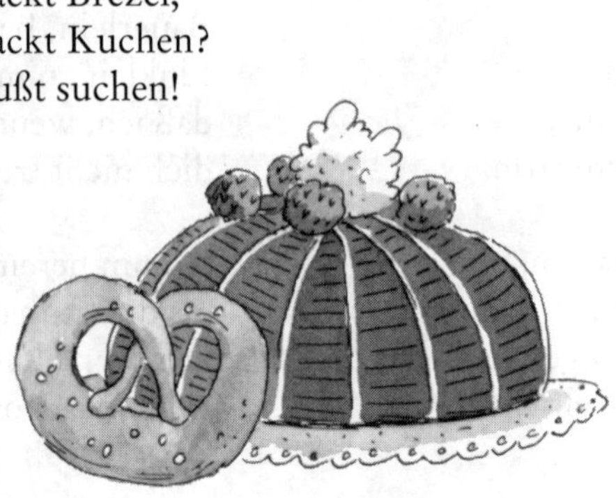

Anmerkungen
Eigene Ideen
Notizen

Lieder

Guten Morgen, Herr Bäcker!

Worte: Max Barthel Weise: Wilhelm Bender

Aus:
W. Bender
„Unsre Katz heißt Mohrle“,
Verlag B. Schott's Söhne,
Mainz

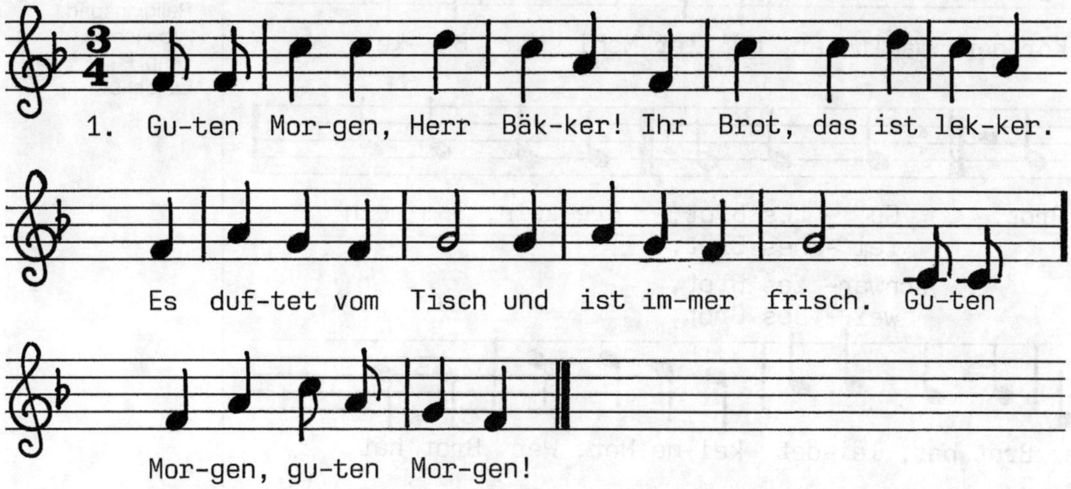
1. Gu-ten Mor-gen, Herr Bäk-ker! Ihr Brot, das ist lek-ker.
Es duf-tet vom Tisch und ist im-mer frisch. Gu-ten
Mor-gen, gu-ten Mor-gen!

2. Das Brot, das ist lecker,
und ich bin der Bäcker.
Das Mehl aus dem Trog,
das back' ich zu Brot.
Guten Morgen, guten Morgen!

3. Das Mehl macht die Mühle,
die Mühle ist kühle.
Das Korn wächst im Licht,
die Sonne, sie sticht.
Guten Morgen, guten Morgen!

4. Das Korn sät der Bauer,
Der Bauer hat's sauer.
Er arbeit' von früh
und hat seine Müh.
Guten Morgen, guten Morgen!

5. Drum sollt ihr beim Essen
nicht die Arbeit vergessen,
die Müh und die Not
nur um ein Stück Brot.
Guten Morgen, guten Morgen!

Die Mühle

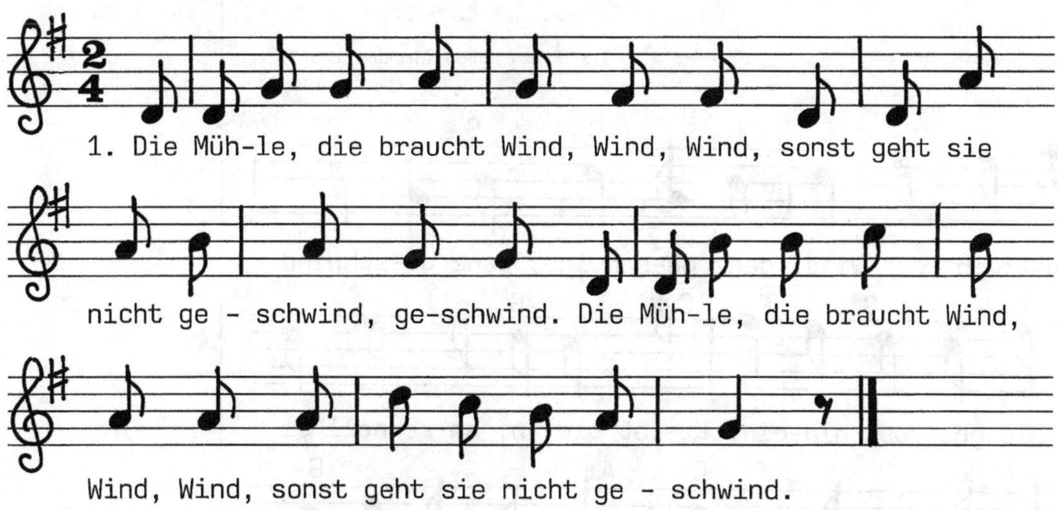
1. Die Müh-le, die braucht Wind, Wind, Wind, sonst geht sie
nicht ge - schwind, ge-schwind. Die Müh-le, die braucht Wind,
Wind, Wind, sonst geht sie nicht ge - schwind.

2. Das Korn wird Mehl, das Mehl wird Brot
und Brot macht alle Wangen rot.
Drum braucht die Mühle Wind, Wind, Wind,

Anmerkungen
Eigene Ideen
Notizen

Vom Brot

Text und Melodie: Franz Kett

Aus:
RPA 1980/4
RPA-Verlag,
Religionspäd.
Arbeitshilfen
GmbH,
Landshut

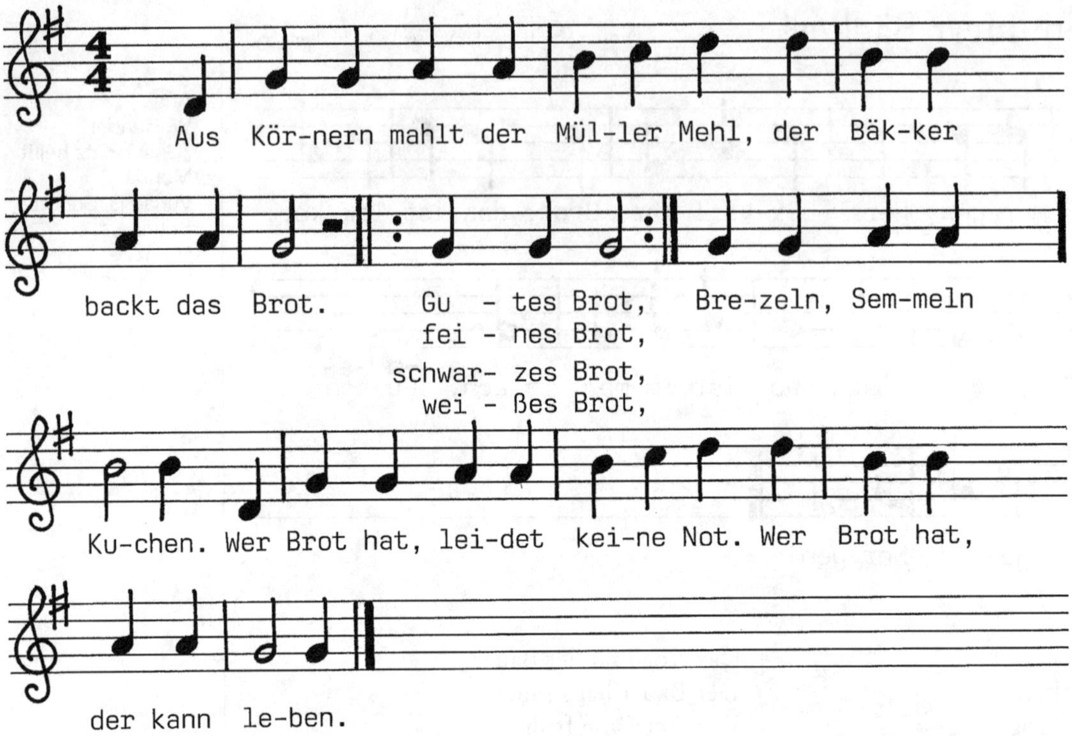
Aus Kör-nern mahlt der Mül-ler Mehl, der Bäk-ker
backt das Brot. Gu - tes Brot, Bre-zeln, Sem-meln
fei - nes Brot,
schwar- zes Brot,
wei - ßes Brot,
Ku-chen. Wer Brot hat, lei-det kei-ne Not. Wer Brot hat,
der kann le-ben.

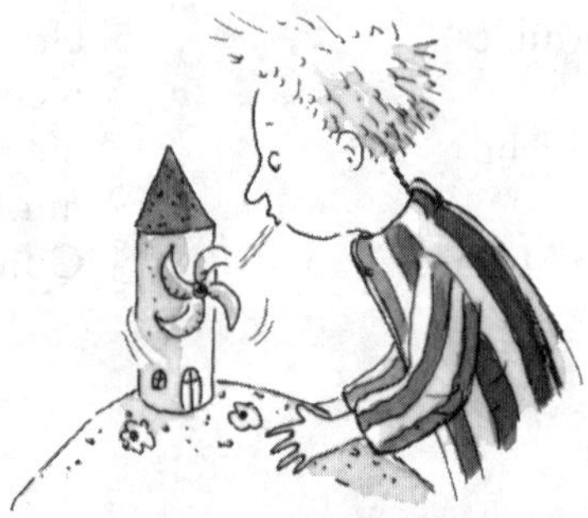

Die Mühle

Text: Renate Lüber Melodie: Bernd Seitz

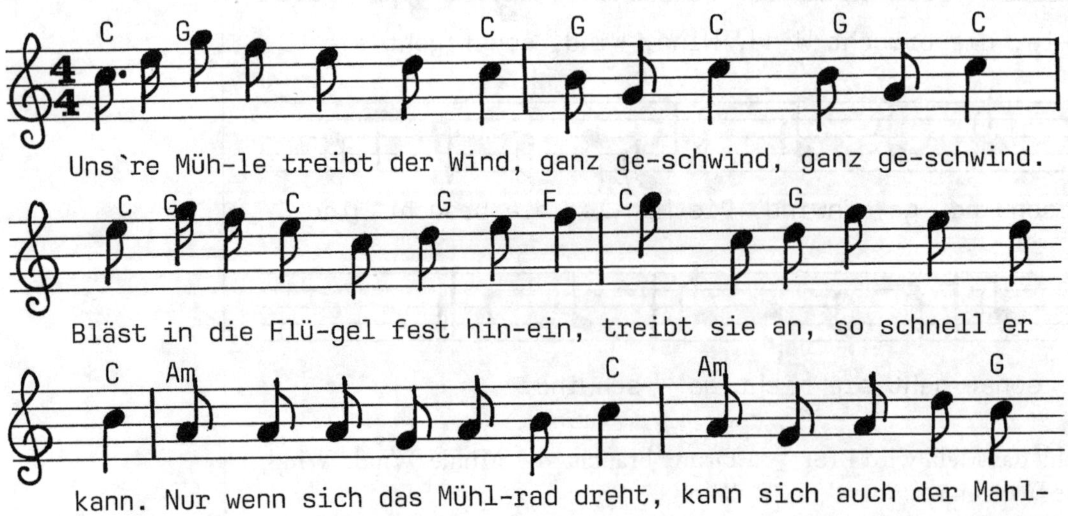
C G C G C G C
Uns`re Müh-le treibt der Wind, ganz ge-schwind, ganz ge-schwind.
C G C G F C G
Bläst in die Flü-gel fest hin-ein, treibt sie an, so schnell er
C Am C Am G
kann. Nur wenn sich das Mühl-rad dreht, kann sich auch der Mahl-

Anmerkungen
Eigene Ideen
Notizen

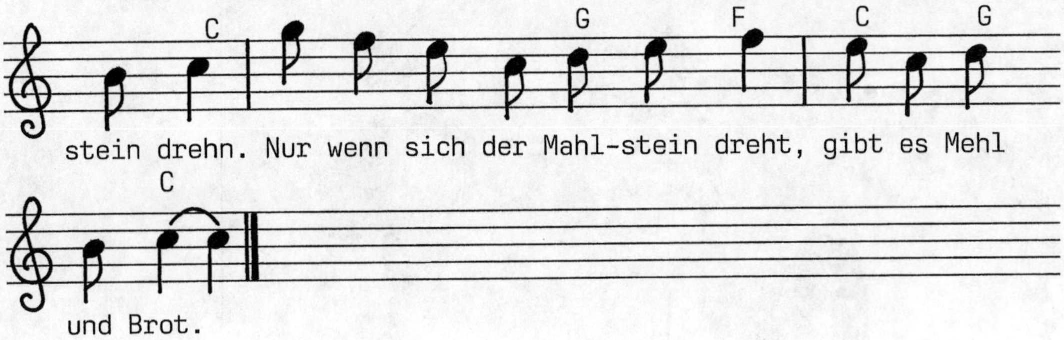

Brot, wo kommst du her?

Text: Rudolf Otto Wiemer

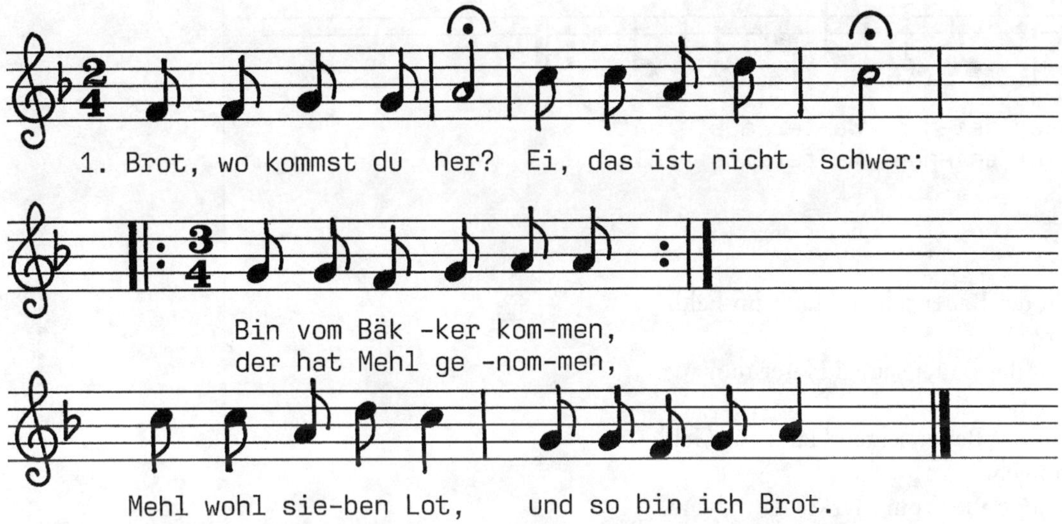
1. Brot, wo kommst du her? Ei, das ist nicht schwer:
Bin vom Bäk -ker kom-men,
der hat Mehl ge -nom-men,
Mehl wohl sie-ben Lot, und so bin ich Brot.

Aus:
Paul Leonhardt (Hrsg.), „Das Feierbuch der Schule“, Deutscher Theaterverlag, Weinheim

2. Mehl, wo kommst du her?
Ei, das ist nicht schwer:
Bin vom Müller kommen,
der hat Korn genommen,
Korn wie Gold so gehl –
und so bin ich Mehl.

3. Korn, wo kommst du her?
Ei, das ist nicht schwer:
Bin vom Bauern kommen,
hat den Halm genommen,
Hälmlein aus dem Dorn –
und so bin ich Korn.

4. Halm, wo kommst du her?
Ei, das ist nicht schwer:
Bin vom Würzlein kommen,
hat mich mitgenommen
aus der Erde Schoß –
und so wuchs ich groß.

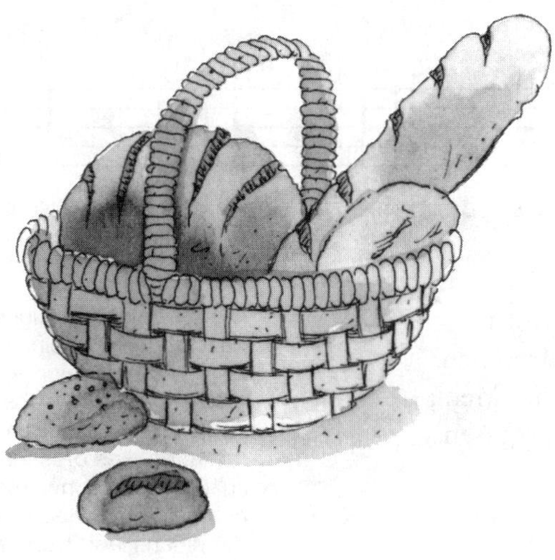

Anmerkungen
Eigene Ideen
Notizen

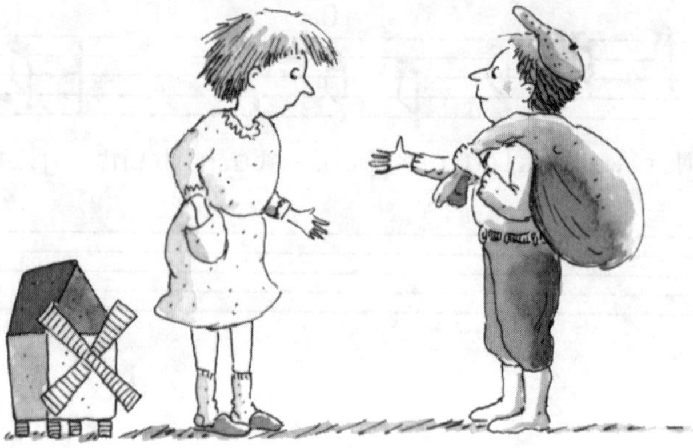

Singspiele

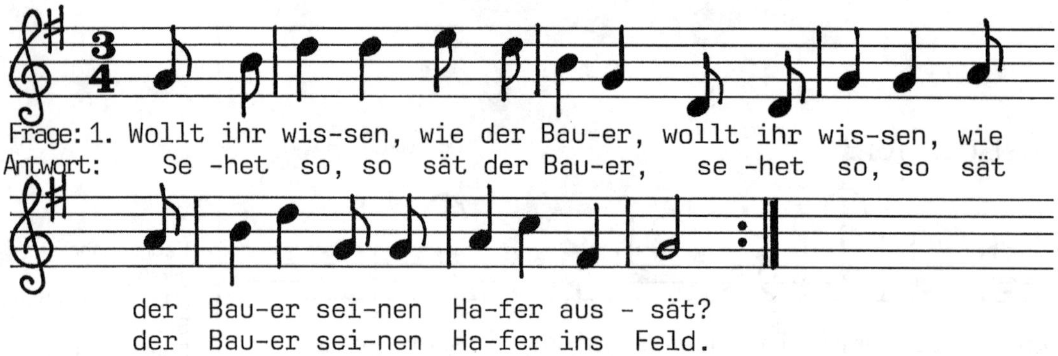
Frage: 1. Wollt ihr wis-sen, wie der Bau-er, wollt ihr wis-sen, wie
Antwort: Se -het so, so sät der Bau-er, se -het so, so sät
der Bau-er sei-nen Ha-fer aus - sät?
der Bau-er sei-nen Ha-fer ins Feld.

2. . . . Hafer abmäht?
   Sehet so, so mäht der Bauer seinen Hafer im Feld.
3. . . . Hafer ausdrischt?
   Seht so, so drischt der Bauer seinen Hafer nun aus.
4. . . . Hafer verkauft?
   Sehet, so verkauft der Bauer seinen Hafer für Geld.
5. . . . vom Markte heimgeht?
   Seht so, so geht der Bauer vom Markte dann heim.
6. . . . von der Arbeit ausruht?
   Sehet so, so ruht der Bauer von der Arbeit sich aus.
7. . . . im Tanze sich dreht?
   Sehet so, so tanzt der Bauer seinen Erntefesttanz.

Der Bauer sät

Melodie und Text: Gertrud Lorenz

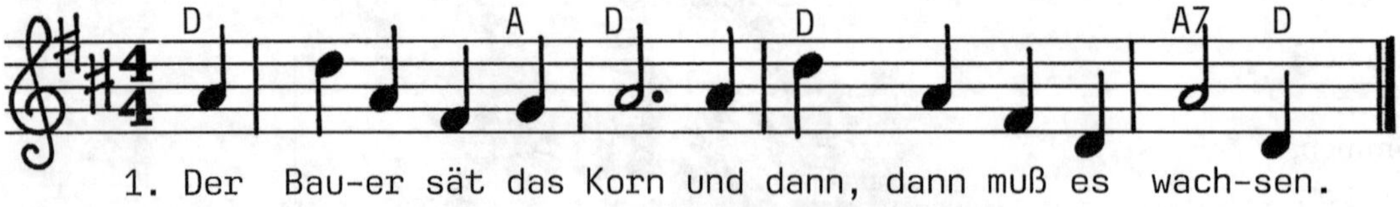
D A D D A7 D
1. Der Bau-er sät das Korn und dann, dann muß es wach-sen.

Aus:
Rolf Krenzer,
„100 einfache Lieder Religion“,
Verlag
Ernst Kaufmann,
Lahr/
Kösel-Verlag,
München

2. Der Bauer mäht das Korn,
   und dann wird es gedroschen.
3. Vom Müller kommt das Mehl,
   und dann wird Brot gegessen.

Die einzelnen Tätigkeiten werden in Pantomime gezeigt und gemeinsam ausgeführt:
zu 1: Korn streuen – sich klein machen und dann groß werden = wachsen.
zu 2: Wie mit der Sense mähen – auf das Korn einschlagen = es dreschen.
zu 3: Einen schweren Mehlsack auf den Rücken nehmen – ihn wieder abstellen, Geste des Brots aus der einen Hand Nehmens und Essens.

Anmerkungen
Eigene Ideen
Notizen

Mühlenlied

Aus Frankreich Text und Melodiefassung: Hans R. Franzke

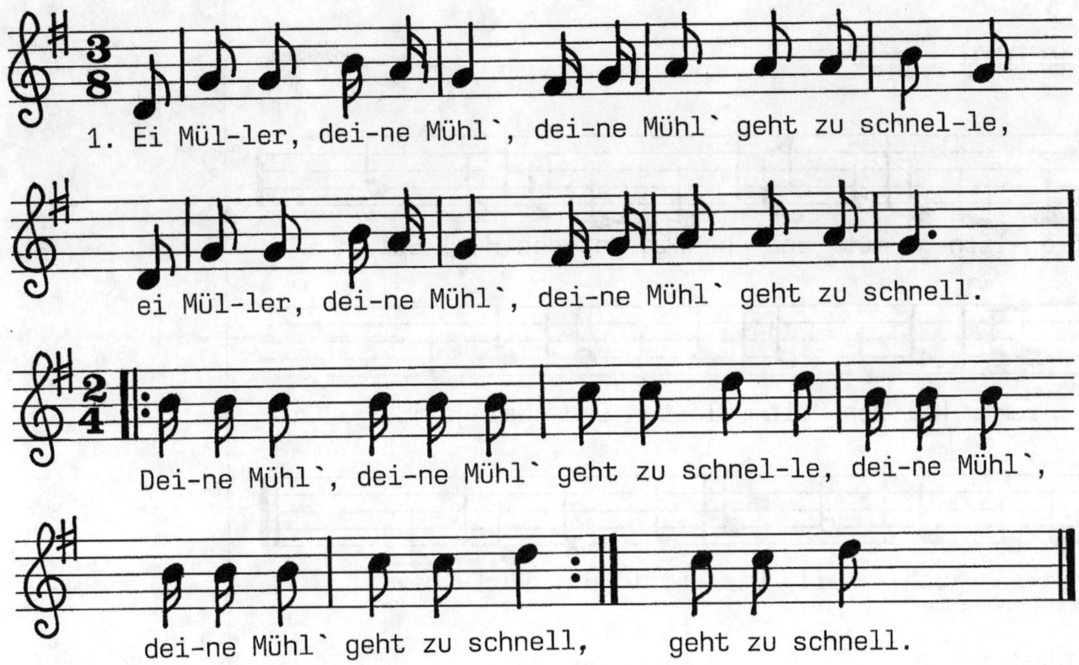
1. Ei Mül-ler, dei-ne Mühl`, dei-ne Mühl` geht zu schnel-le,
ei Mül-ler, dei-ne Mühl`, dei-ne Mühl` geht zu schnell.
Dei-ne Mühl`, dei-ne Mühl` geht zu schnel-le, dei-ne Mühl`,
dei-ne Mühl` geht zu schnell, geht zu schnell.

Aus:
„Die tägliche Bewegungszeit" – Kindertänze, Fidula FON 1170, Fidula-Verlag. Boppard/Rhein

2. Ei Müller, hör zu, das klipp-klapp will dich wecken,
ei Müller, hör zu, das klipp-klapp weckt dich auf!
Klipp-klapp will dich wecken,
klipp-klapp weckt dich auf.

3. Ei Müller, kommst du bald, deine Mühl' malt nicht weiter,
ei Müller, kommst du bald, deine Mühl' malt nicht mehr!
Deine Mühl, deine Mühl, malt nicht weiter,
deine Mühl, deine Mühl, malt nicht mehr.

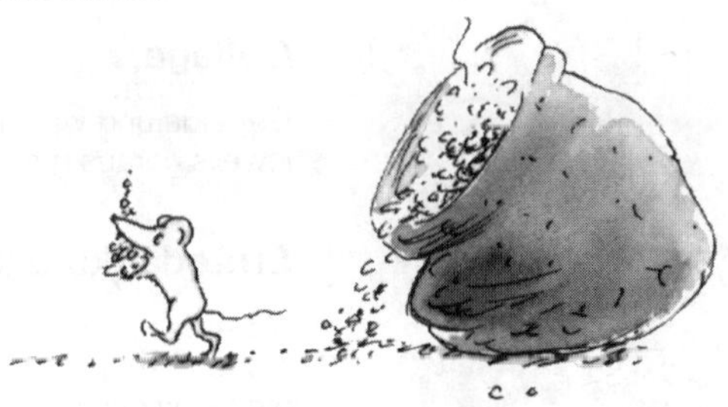

So wird getanzt:

Die Hälfte der Kinder faßt sich zum Kreis an. Alle anderen Kinder sind die Mühlenflügel. Sie fassen mit ihrer rechten Hand immer dort an, wo zwei Kinder sich im Kreis anfassen.

1. Strophe: Die Mühle fängt an, sich zu drehen; der ganze Kreis läuft links herum.
2. Strophe: Alle Kinder bleiben stehen, die Mühlenflügel drehen sich zur Kreismitte um. Sie bleiben stehen und singen. Jeweils bei „Klipp-klapp" klatschen alle Kinder den Rhythmus.

Zweiter Teil der Strophe mit Temposteigerung. Der äußere Kreis (die Mühlenflügel) klatscht, während der Innenkreis in den Kreis hinein- und wieder herausläuft. (Wiederholungh des zweiten Teils). Der äußere Kreis läuft durch die erhobenen Hände des Innenkreises in den Kreis, der Innenkreis einige Schritte zurück. Jetzt klatschen die anderen Kinder. (Wiederholung des ersten Teils).

Anmerkungen
Eigene Ideen
Notizen

Erntetanz

Jetzt fröhlich gemut

überliefert

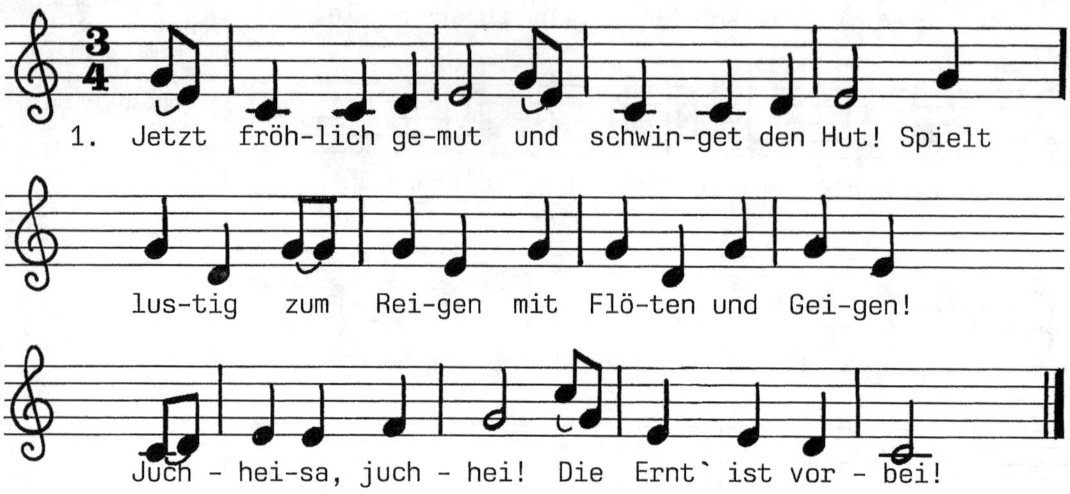
1. Jetzt fröh-lich ge-mut und schwin-get den Hut! Spielt
lus-tig zum Rei-gen mit Flö-ten und Gei-gen!
Juch - hei-sa, juch - hei! Die Ernt` ist vor - bei!

2. Zum Tanz wie der Blitz!
Franz, Heinrich und Fritz!
Die ganze Gemeinde
muß jetzt auf die Beine.
Juchheisa, juchhei,
die Ernt' ist vorbei!

Manuelles Gestalten

Windmühle

Aus einer Papprolle
und einem Windrad
basteln wir
eine Windmühle.

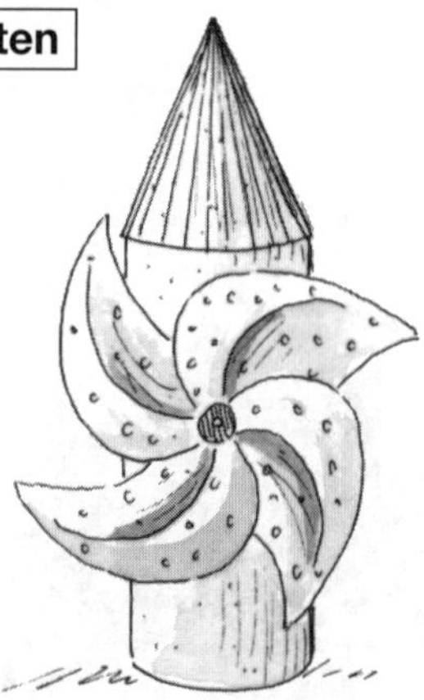

Gebäck modellieren

Aus Knetmasse modellieren wir Gebäck (Brezeln, Brötchen, Schneckennudeln, Brot . . .).
Aus Pappmaché fertigen wir Backwaren für unsere Puppenecke, unseren Kaufladen.

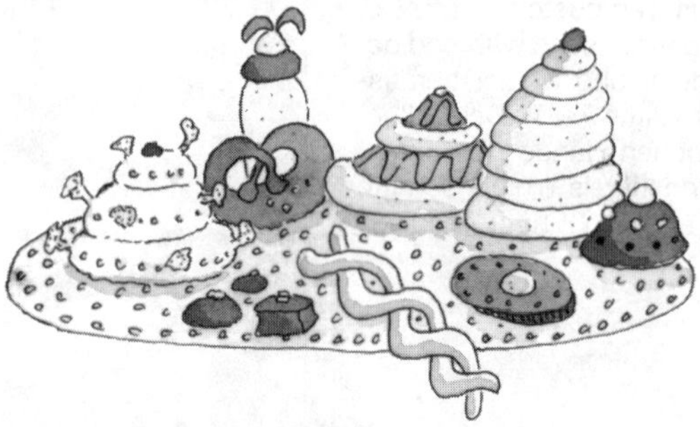

Gemeinschaftsarbeit – Wandfries

Auf ein großes Leinentuch malen wir den Werdegang vom Brot.

Korn malen

Mit Buntstiften
oder dünnen Wachsfarben
malen wir verschiedene
Getreidesorten.

Collage

Getreide und was man
jeweils daraus macht.

Erntedankstecken

Mit Ähren und
bunten Kreppbändern
binden wir einen
Erntedankstecken.

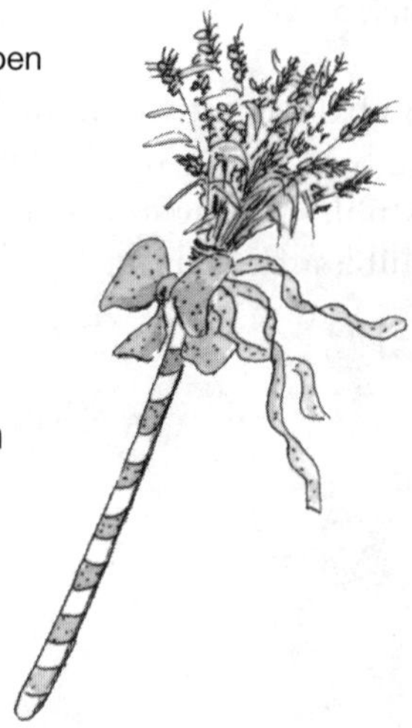

Sinnesübung

Getreidekörner – Getreideähren ertasten.

Spiel

Mein rechter Platz ist frei

Vor Spielbeginn erhalten die Kinder Getreidenamen und bekommen ein Kärtchen umgehängt, auf dem das jeweilige Getreide abgebildet ist. Nun ruft ein Kind: „Mein rechter Platz ist frei, ich wünsche mir den Weizen (Hafer, Mais . . .) herbei!"

Anmerkungen
Eigene Ideen
Notizen

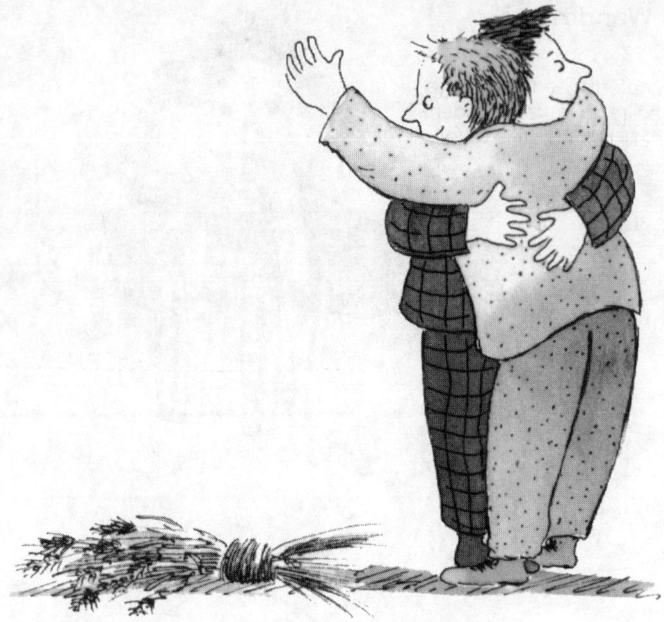

Religiöse Erziehung

Die beiden Brüder

Zwei Brüder wohnten einst auf dem Berge Morija.
Der Jüngere war verheiratet und hatte Kinder, der Ältere war unverheiratet und wohnte allein.
Die beiden Brüder arbeiteten zusammen. Sie pflügten das Feld zusammen und streuten zusammen den Samen aus. Zur Zeit der Ernte brachten sie das Getreide ein und teilten die Garben in zwei gleich große Stöße, für jeden einen Stoß Garben.
Als es Nacht geworden war, legte sich jeder der beiden Brüder bei seinen Garben nieder, um zu schlafen. Der Ältere konnte aber keine Ruhe finden und dachte sich: Mein Bruder hat Familie, ich dagegen bin allein und ohne Kinder, und doch habe ich gleich viele Garben genommen wie er. Das ist nicht recht. Er stand auf, nahm von seinen Garben und schichtete sie heimlich und leise zu den Garben seines Bruders. Dann legte er sich wieder hin und schlief ein.
In der gleichen Nacht, kurze Zeit später, erwachte der Jüngere. Auch er mußte an seinen Bruder denken und überlegte sich:
Mein Bruder ist allein und hat keine Kinder. Wer wird in seinen alten Tagen für ihn sorgen? Und er stand auf, nahm von seinen Garben und trug sie heimlich und leise hinüber zum Stoß des Älteren.
Als es Tag wurde, erhoben sich beide Brüder, und wie waren sie erstaunt, daß ihre Garbenstöße die gleichen waren wie am Abend zuvor. Aber keiner sagte dem anderen ein Wort.
In der zweiten Nacht wartete jeder ein Weilchen, bis er den anderen schlafend glaubte. Dann erhoben sie sich, und jeder nahm von seinen Garben, um sie zum Stoß des anderen zu tragen. Auf halbem Wege trafen sie plötzlich aufeinander, und jeder erkannte, wie gut der andere es mit ihm meinte.
Da ließen sie ihre Garben fallen und umarmten einander in herzlicher, brüderlicher Liebe.
So spürten sie die Nähe Gottes, denn wo Menschen so aneinander tun, da ist Gott mitten unter ihnen.

Aus:
Prediger und Katechet, I/81
S. 71 f.

Biblische Geschichte

Brotvermehrung. Lukas 9/12–17

Bilderbuch

„Und alle wurden satt"
von Bunshn Iguchi. Verlag Kaufmann

Meditation

Mit Reis oder Getreidekörnern.

Beispiel mit **Weizenkörnern:**
Die Kinder sitzen im Stuhlkreis. In er Mitte steht ein kleiner Tisch, auf dem eine Holzschale mit Weizenkörnern steht.
Wir lassen die Holzschale mit den Körnern im Kreis herumgehen. Anschließend lassen wir eine Handvoll Körner durch den Kreis gehen. Die Körner werden von Hand zu Hand geschüttet. Es soll keines verloren gehen.
Als Abschluß werden die Körner in einer Kaffee- oder Getreidemühle gemahlen.

Meditation mit **Brot**
Eine Scheibe Brot wird im Kreis herumgereicht. Jedes Kind darf sich ein Stückchen davon abbrechen: „Und alle wurden satt."

Anmerkungen
Eigene Ideen
Notizen

Gemeinschaftsarbeit Wandfries

„Die Brotvermehrung"
Die Schablone dient als Grundform. Jedes Kind gestaltet sich selbst. Hierfür sollte man verschiedene Materialien zur Verfügung stellen (Farbstifte, Wolle, Stoff, Knöpfe, Fell . . .).

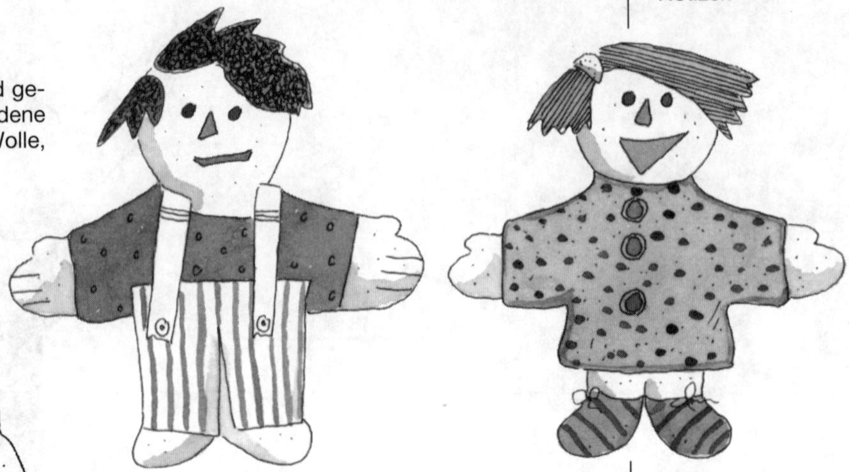

Wandfries als Dekoration in der Kirche.
Im Gottesdienst Brot teilen.

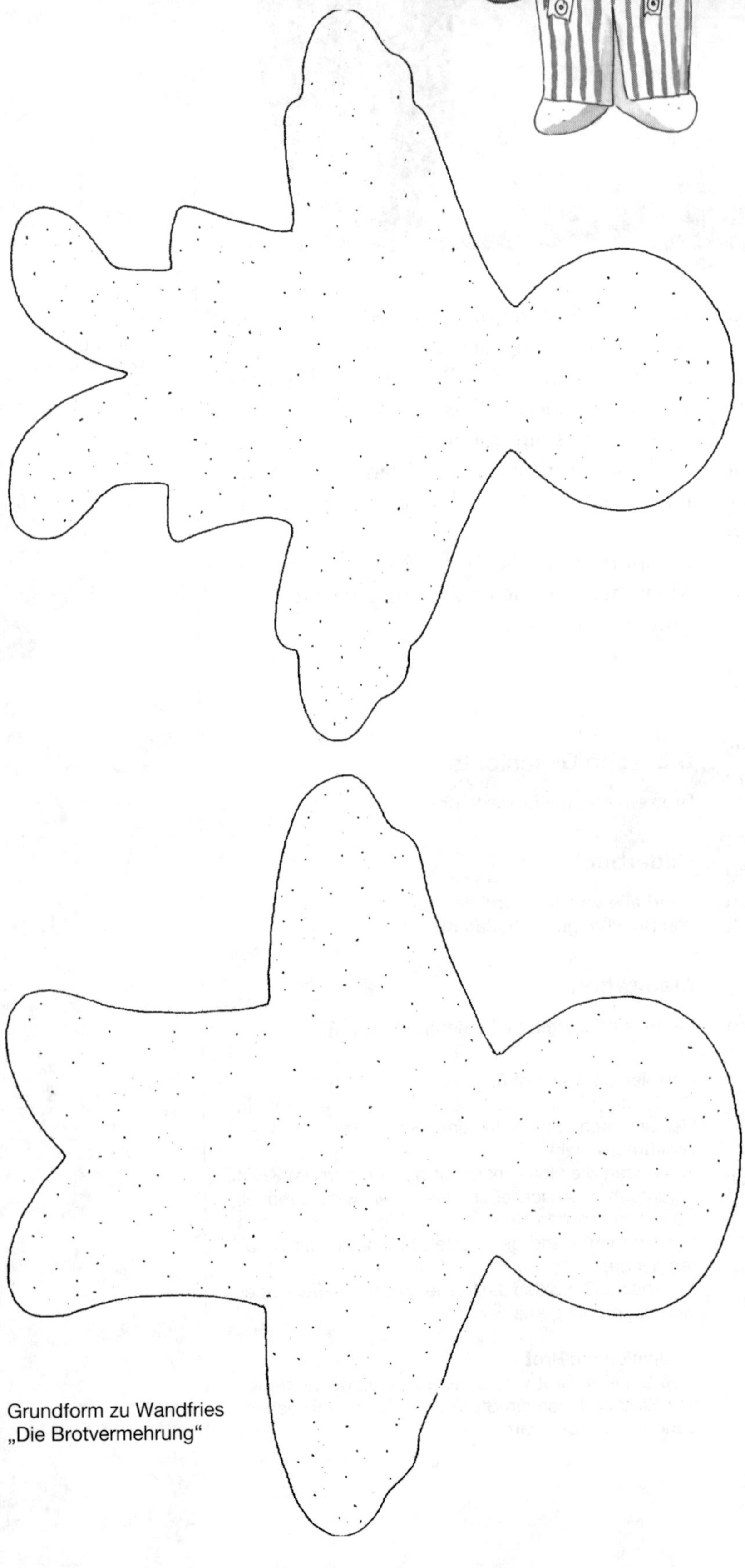

Grundform zu Wandfries „Die Brotvermehrung"

Anmerkungen
Eigene Ideen
Notizen

Der kleine Jonathan

Text: Rudolf Otto Wiemer
Musik: Ludger Edelkötter

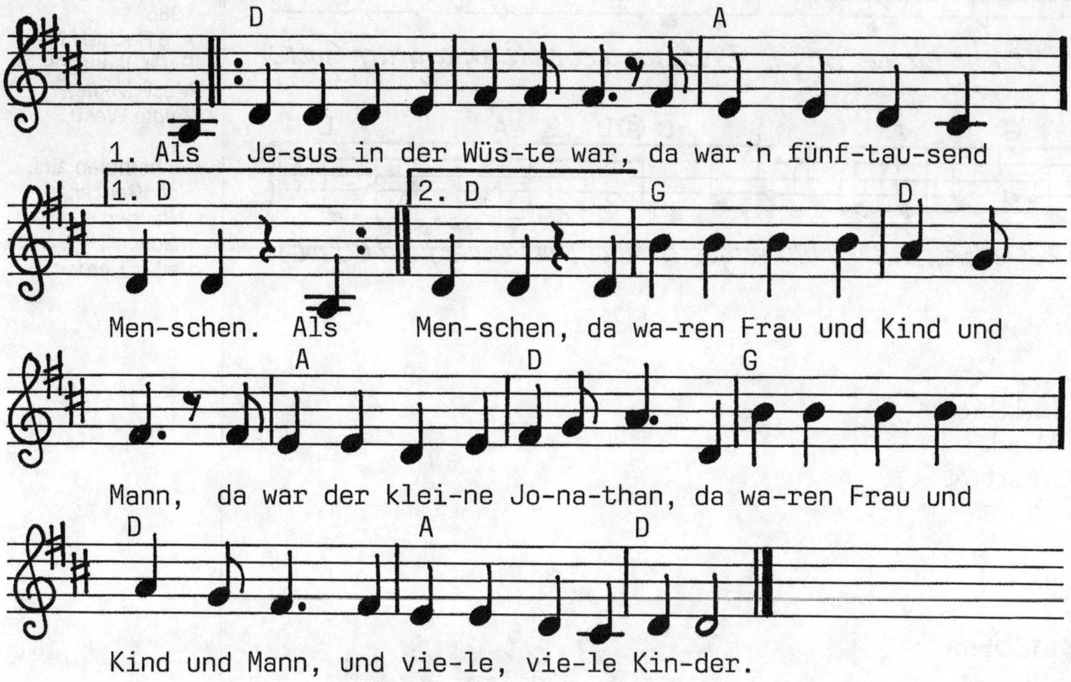

Aus:
„Bibl. Spiellieder Äthiop.", 1989, in Zusammenarbeit mit MISEREOR, Aachen

2. Und als der große Hunger kam, sprach Jesus: Ihr müßt teilen.
Da teilten Frau und Kind und Mann, da teilt der kleine Jonathan.
Da teilten Frau und Kind und Mann, und viele, viele Kinder.

3. Und Jesus segnet Fisch und Brot und sagt: Kommt her und esset.
Da aßen Frau und Kind und Mann, da aß der kleine Jonathan.
Da aßen Frau und Kind und Mann, und viele, viele Kinder.

4. Und alle Menschen wurden satt, die dort bei Jesus saßen.
Satt wurden Frau und Kind und Mann, satt war der kleine Jonathan.
Satt wurden Frau und Kind und Mann, und viele, viele Kinder.

5. Denn Brot, das man mit andern teilt, wird wunderbar sich mehren.
Es dankten Frau und Kind und Mann, es dankt der kleine Jonathan.
Es dankten Frau und Kind und Mann, und viele, viele Kinder.

Danklied

Text: Rolf Krenzer   Musik: Peter Janssens

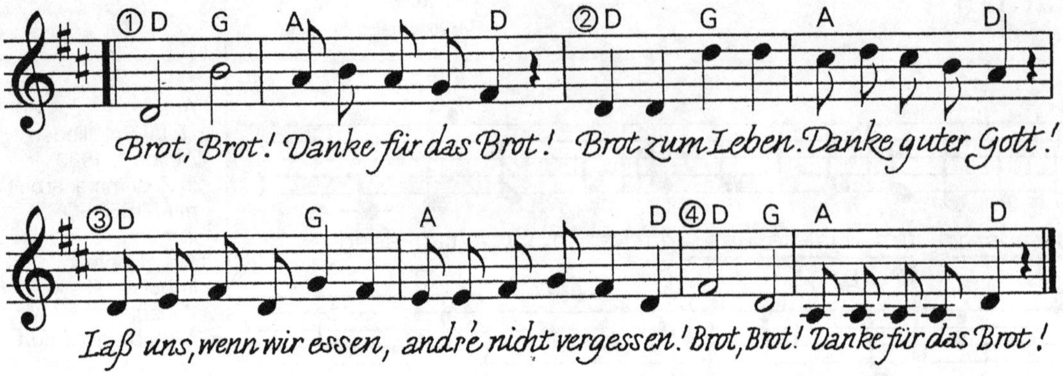

Knisterbrot
Knister-, Knusper-, Knäckebrot
knackt und kracht im Mund.
Knister-, Knusper-, Knäckebrot
ist ja so gesund.

Etwas Butter, etwas Salz
oder auch Gelee.
Knister-, Knusper-, Knäckebrot
schmeckt zu Milch und Tee.

Herrlich kracht's am Frühstückstisch.
Klaus schafft sieben Stück.
Knister-, Knusper-, Knäckebrot
ist ein Stückchen Glück.

Knister-, Knusper-, Knäckebrot
Keiner leidet Not.
Dank für Butter, Milch und Brot
Danke, guter Gott!

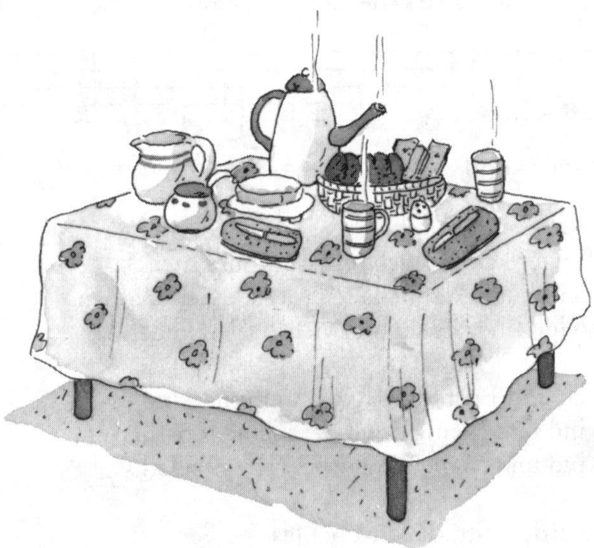

Für Speis und Trank

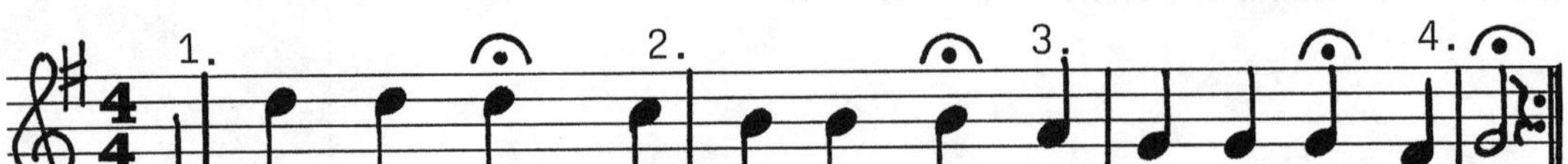

Anmerkungen
Eigene Ideen
Notizen

Aus:
„Ich schenk' dir einen Sonnenstrahl", 1985

Entnommen aus:
Rolf Krenzer, „Glauben erlebbar machen", Verlag Herder